Dr JACQUES DIEU

de l'Université de Paris

ANCIEN INTERNE PROVISOIRE
DES HOPITAUX DE PARIS

Médaille de bronze de l'Assistance publique

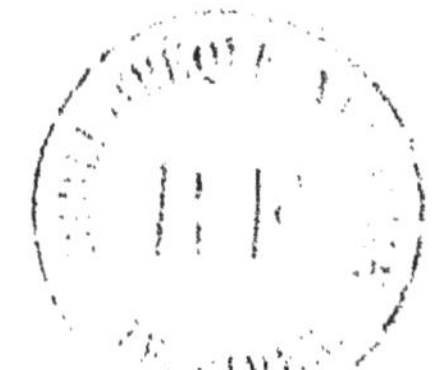

ETUDE

SUR LES

ANGIOCHOLITES

NON SUPPURÉES

LEUR TRAITEMENT CHIRURGICAL

Jules ROUSSET

36, RUE SERPENTE

PARIS

—

1902

A LA MÉMOIRE DE MON GRAND-PÈRE

LE DOCTEUR AUGUSTE SIMON

ANCIEN INTERNE DES HOPITAUX DE PARIS 1827-1865

A MON PÈRE ET A MA MÈRE

A MON PRÉSIDENT DE THÈSE

MONSIEUR LE PROFESSEUR POZZI

PROFESSEUR

A LA FACULTÉ DE MÉDECINE

OFFICIER DE LA LÉGION D'HONNEUR

AVANT-PROPOS

Nous avons été amené à prendre pour sujet de notre thèse l'étude des angiocholites exsudatives primitives par une observation qu'il nous a été possible de recueillir dans le service de notre excellent maître le Dr Gérard-Marchant.

Le groupe des angiocholites est vague et imprécis, tellement les types en sont variés.

Nous ne pouvions avoir la prétention de les étudier tous, aussi, artificiellement disons-nous, avons-nous dégagé un type tout spécial : *l'angiocholite primitive exsudative* dont l'existence, à notre avis, repose sur les éléments suivants : L'angiocholite exsudative frappe des individus indemnes d'affection hépatique grossière; tout au plus peut-on incriminer une modification du milieu biliaire (cholémie).

Sur ce terrain dont la modification est inappréciable cliniquement vient se greffer l'infection variable dans son déterminisme.

Cette infection vient à peine de se réaliser que se produisent des lésions superficielles catarrhales, diminuant le calibre des voies biliaires et empê-chant désormais un *drainage* physiologique par-fait. Dès lors, tout gravite autour de cette chasse biliaire insuffisante et c'est pour remédier à cet écoulement défectueux que le traitement chirurgical doit être institué.

Que ces angiocholites exsudatives aient une parenté très proche avec les angiocholites secondaires, avec les déterminations biliaires des infections générales, qu'elles puissent être la phase initiale des angiocholites chroniques réalisant le type de la maladie de Hanot, la chose est incontestable mais dépasse les limites de notre étude. Nous voulons nous borner ici à étudier un type d'angiocholite déterminée par sa cause — son évolution et l'intervention qu'elle exige — type qui d'après nos observations peut se résumer dans le schéma suivant. C'est un malade de 30 à 50 ans — femme le plus souvent — sans passé hépatique appréciable, qui est pris au cours d'une santé parfaite jusque là d'accès de fièvre vespérale, précédés d'un frisson très violent — frisson suivi des deux stades : chaleur et sueur caractéristiques de la fièvre bilio-septique. Au bout d'un certain temps si l'on n'intervient pas, la fièvre d'intermittente tend à devenir rémittente.

On note de l'ictère dans la majorité des cas d'abord léger — en tous cas variable d'intensité — avec présence dans l'urine de pigments biliaires ; avec ces troubles hépatiques apparaissent des troubles gastro-intestinaux, flatulence, météorisme, constipation — selles décolorées par intermittence.

Le foie est hypertrophié sans déformation et la rate semble suivre son augmentation.

La région de la vésicule biliaire est douloureuse — puis la vésicule forme tumeur. L'examen du sang dénote de la polynucléose.

Au bout d'un certain temps l'état général périclite; l'amaigrissement est marqué. Alors devant l'insuffisance du traitement médical on a recours au bistouri.

La cholécystostomie pratiquée laisse écouler une bile non suppurée mais reconnue septique à l'examen bactériologique.

Le drainage est-il suffisant, on voit le foie et la rate diminuer de volume — le malade revenir à la santé — la virulence et le nombre des germes contenus dans la bile diminue ; et une seconde opération, fermeture simple de la fistule ou mieux cholécystenterostomie amène la guérison radicale, sinon la fièvre s'allume à nouveau, l'ictère reparaît, l'état général devient grave. Le chirurgien se voit dans l'obligation de faire fonctionner la soupape de sûreté, de rouvrir largement le méat biliaire.

Tel est, brièvement esquissé, l'aspect général des cas que nous allons maintenant étudier.

Mais avant de commencer notre travail nous sommes heureux d'adresser le témoignage de notre reconnaissance à M. le Professeur Pozzi qui a bien voulu nous faire le grand honneur d'accepter la présidence de notre thèse ainsi qu'à nos maîtres dans les hôpitaux.

Nos remerciments iront tout d'abord à M. le Professeur agrégé Thiroloix qui nous a constamment guidé dans nos études médicales. Il fut pour nous, non seulement un maître bienveillant toujours prêt à se prodiguer, mais un ami.

Nous lui devons des indications importantes qui nous ont permis d'écrire cette thèse.

M. le professeur agrégé Legueu voulut bien nous accueillir comme bénévole à la consultation de chirurgie de l'hôpital Saint-Louis et nous permit ainsi de nous initier aux éléments de petite chirurgie.

Stagiaire, le docteur Merklen dirigea avec la plus grande bienveillance le début de nos études médicales.

Externe de M. le professeur Fournier, nous gardons le meilleur souvenir de ses magistrales cliniques.

Le meilleur accueil nous attendait ensuite chez le docteur Hirtz.

Puis, nous apprîmes la pratique de la chirurgie des voies urinaires avec le docteur Routier dans son beau service de l'hôpital Necker. Nous saisissons avec empressement l'occasion qui nous est offerte de lui exprimer notre profonde gratitude.

Toujours bienveillant envers ses externes comme envers de jeunes amis, le docteur Le Gendre nous a fait passer à l'hôpital Tenon, l'année la plus fertile en enseignements. Nous essaierons de profiter de ses savants conseils et conserverons toujours pour notre maître une grande et respectueuse reconnaissance.

Nous remercions M. le professeur agrégé Bonnaire, d'avoir bien voulu nous accorder une place à la Maternité de Lariboisière et M. le docteur Moizard, de nous avoir initié à la pratique des maladies infantiles.

Nous n'aurions garde d'oublier M. le docteur Guinon et M. le professeur agrégé Netter que nous avons eu l'honneur d'avoir pour maître à l'hôpital Trousseau et dont nous avons gardé le meilleur souvenir.

Nous eûmes enfin le rare bonheur de pouvoir terminer nos études comme interne provisoire chez M. le docteur Gérard-Marchant. Nous ne savons comment lui exprimer notre reconnaissance pour l'accueil si sympathique qu'il nous fit dans son beau service de l'hôpital Boucicaut.

Nous lui devons l'inspiration de cette thèse. Si courts qu'aient été les moments passés auprès de ce maître vénéré, ils nous ont suffi pour nous convaincre de l'utilité des interventions chirurgicales basées sur un examen clinique minutieux.

CHAPITRE PREMIER

Etiologie

Les angiocholites sont anatomiquement tronculaires
et vésiculaires.

La clinique, seule, fait distinguer la cholécystite et
l'angiocholyte, car au point de vue bactériologique, elles
reconnaissent le même déterminisme microbien.

Nous étudions donc les angiocholites en général, l'angiocholécystite catarrhale généralisée en particulier.

Il s'agit de déterminer pourquoi l'inflammation
n'aboutit pas à la suppuration.

Pathogénie :

La pathogénie des infections biliaires est bien con-
nue depuis la thèse de Dupré, en 1891, travail auquel
nous ferons de larges emprunts.

Pour comprendre cette pathogénie des infections
biliaires, il suffit d'expliquer les connexions des
canaux biliaires. Ceux-ci aboutissent par leur extrémité supérieure à la cellule hépatique qui produit la
bile, par leur extrémité inférieure au tube intestinal.

On conçoit donc que l'infection puisse se faire par deux voies : l'une ascendante biliaire, l'autre descendante sanguine, d'où deux variétés pathogéniques d'angiocholites par conséquent : les angiocholites ascendantes, les angiocholites descendantes.

« Les angiocholites ascendantes reconnaissent pour cause, les infections de provenance intestinale ; les angiocholites descendantes encore très mal connues sont dues à des microorganismes où à leurs toxines, soit à des agents chimiques éliminés par le foie dans les voies biliaires. Ce sont surtout des inflammations des fins canalicules qui se produisent par ce mécanisme » (Gilbert et Fournier). Nous n'insisterons donc pas sur ce mode de déterminisme d'angiocholite, se rencontrant au cours de la fièvre jaune, des fièvres biliaires des pays chauds ; de la pyhémie, du typhus, etc.

La pathologie expérimentale n'a pas encore éclairci le mécanisme de ces angiocholites descendantes. L'élimination des microbes pathogènes par la bile a été observée, il est vrai, par plusieurs auteurs (Trambuste, Moffucci, Bernobei, Thomas, Sherringhton, etc.) mais les conditions dans lesquelles se produit cette élimination, sont encore obscures. Peut-être n'a-t-elle lieu que lorsqu'il existe déjà une lésion des voies biliaires ainsi que le pense Wyssokowissch, contrairement à l'opinion de Trambuste et Moffucci. D'autre part, MM. Lorrado, Gilbert et Dominici, Miquet n'ont pu obtenir expérimentalement le passage dans la bile de microorganismes infectés dans le sang ou sous la peau.

Le mécanisme des infections ascendantes de l'appareil biliaire est aujourd'hui bien clair. A l'état normal, ainsi qu'il résulte des recherches de MM. Netter, Gilbert et Girode, Naunyn, etc., la bile de l'homme et des animaux est stérile, l'examen histologique et l'expérimentation le démontrent d'ailleurs : la pénétration de la bile pure dans le péritoine ne produit aucun phénomène d'infection (Bollinger, Courvoisier, Dupré, etc.), Mais M. Duclaux a montré que la partie terminale du cholédoque est normalement habitée. M. Netter y a rencontré le staphylocoque doré et un bacille court.

Le microbisme **du cholédoque** est en rapport avec celui du duodénum qu'ont défini les recherches de Miller, Escherich, Vignol, Gessener, etc. MM. Gilbert et Dominici, en faisant la numération des microbes intestinaux, ont établi les conditions de leur vitalité et de leur multiplication.

On voit, en résumé, que l'appareil biliaire, aseptique à l'état normal, est constamment menacé d'invasion par les microorganismes. Ceux-ci sont tenus en échec à l'état ordinaire, non point comme on l'a cru longtemps, par un pouvoir antiseptique de la bile, mais uniquement par le *fonctionnement physiologique de l'appareil biliaire*. En effet, par elle-même, la bile ne possède aucun pouvoir bactéricide ainsi que le démontrent les travaux de MM. Charrin, Roger, Vignol, Copeman, Winston, Gilbert et Dominici, etc.

Donc, l'infection biliaire peut se réaliser soit par voie intestinale, soit par voie capillaire sanguine. On conçoit que dans un cas donné ces causes puissent s'associer pour la production d'une infection biliaire. Cependant

comme le dit M. Dupré : « Il ne faut pas prendre pré_
texte de la complexité des choses réelles pour repousser
la simplicité des classifications théoriques et de ce que
la maladie combine et associe les effets sur le même
organe, se refuser à souscrire à une claire division
étiologique des voies et des causes de l'infection qui
s'applique non seulement à la glande biliaire, mais
encore à tous les appareils glandulaires. »

Etiologie générale

Le terrain.

Les voies biliaires étant normalement aseptiques, il
faut déterminer les conditions de leur infection.

Nous n'avons pas à nous occuper ici des *lésions
mécaniques* d'obstruction soit extrinsèques (cancer de
la tête du pancréas, cancer du duodénum, kystes
hydatiques de la face inférieure du foie, adénopathies
des ganglions de la région, inflexions, coudures des
conduits, brides péritonéales), soit intrinsèques (calculs,
sténoses cicatricielles des conduits, parasites) qui,
amenant une stase biliaire, favorisent secondairement
l'infection.

Dans nos cas, l'infection est primitive, le drainage
insufisant secondaire.

C'est le terrain qui intervient pour régler l'apparition
la marche et les conséquences anatomiques de l'infection ; terrain préparé par les antécédents personnels et
héréditaires du malade.

Parmi les antécédents personnels, citons l'alcoolisme, mais il manque souvent et lorsqu'on le constate il n'a d'autre valeur que celle d'une cause accidentelle. Le paludisme et la syphilis ne sont pas mentionnés.

Mais il est d'autres éléments infectieux dont on peut jusqu'à un certain point, tenir compte dans l'étiologie. On relève en effet, assez fréquemment dans les antécédents de nos malades, des maladies infectieuses.

Au premier rang se place la fièvre typhoïde, mentionnée fréquemment dans nos observations; lorsque, comme dans certains cas, on voit soit des accès de fièvre intermittente survenir quelque temps après la fièvre typhoïde et l'ictère apparaître, on ne peut s'empêcher de penser que la fièvre typhoïde est intervenue comme cause prédisposante. Le foie est d'ailleurs fréquemment touché à l'occasion de cette maladie (Legry).

La scarlatine intervient aussi quoique plus rarement; elle aussi affaiblit la résistance de l'organisme et favorise dès lors la production ultérieure de l'angiocholite exsudative. Il en est de même enfin des autres maladies infectieuses; pneumonie, grippe, variole et même de la rougeole et des oreillons.

On ne peut donc refuser à ces antécédents toute influence. Par contre, ils font parfois défaut.

Dans les cas précédents, que la maladie infectieuse intervienne en affaiblissant l'organisme ou en créant des troubles intestinaux, la cause des ascensions microbiennes est un trouble de la fonction biliaire.

Au cours de ces maladies, la sécrétion biliaire diminue de quantité.

Pisenti dans un travail documenté dont les conclusions sont formulées dans la thèse de Dupré, a entrepris l'étude des modifications de la sécrétion biliaire pendant la fièvre et est arrivé à conclure que, pendant la fièvre, la sécrétion biliaire diminue du 1/3 au 1/2, et que cette diminution porte sur l'eau et les matériaux solides, si la fièvre est septique.

L'hypocholie se produit donc au moment où les germes infectieux peuvent envahir les voies biliaires. Il y a là une coïncidence favorable d'atonie, de parésie de l'appareil biliaire, d'affaiblissement de l'organisme, d'exaltation de virulence microbienne. Mais, avons-nous dit, les causes précédentes ne sont ni certaines, ni constantes. Il en est de plus directes révélées par la recherche des *antécédents biliaires* du malade et de ses ascendants et qui montrent le rôle des conditions inhérentes *au terrain* dans la production de la maladie.

« *Il existe une véritable prédisposition héréditaire et familiale avec infections biliaires.*» (Gilbert-Lereboullet.)

On retrouve chez les ascendants, la notion de *cholémie familiale*, teinte jaune spéciale de la peau, prurit et urticaire, les troubles dyspeptiques, troubles nerveux, hémorrhagies, douleurs articulaires ; tel est l'ensemble de troubles biliaires que l'on peut retrouver chez les ascendants.

Chez le malade lui-même, l'interrogato re méthodiquement conduit peut révéler la notion d'accidents antérieurs du côté des voies biliaires. La cholémie familiale est rendue évidente par telle ou telle de ses manifestations.

« Dès lors, dit Lereboullet, les infections fréquemment signalées dans les antécédents n'ont peut-être qu'une importance pathogénique secondaire ; elles résultent souvent, d'une auto-infection survenue en raison d'une prédisposition spéciale du sujet.

Elles peuvent néanmoins toujours intervenir comme cause adjuvante favorisant le développement de l'infection biliaire ascendante. »

Les germes :

Le colibacille est considéré comme le grand envahisseur des voies biliaires.

MM. Gilbert et Girode ont les premiers bien mis en relief son rôle considérable dans la pathogénie des infections biliaires.

Après ce microbe viennent le streptocoque — le pneumocoque — le staphylocoque — le tétragène — saprophytes intestinaux, mais aucun n'est aussi fréquent que le colibacille.

La prépondérance de ce dernier est attribuée aujourd'hui à son développement, à sa multiplication rapide et à sa mobilité. Au cours des maladies infectieuses, les voies biliaires sont fréquemment envahies soit par les germes intestinaux, soit par l'agent pathogène lui-même s'il se développe dans le tube digestif.

Il en est ainsi du bacille d'Eberth (Les infections biliaires dans la fièvre typhoïde — Dauriac, Thèse de Paris, 1897) ; les localisations du bacille d'Eberth étaient connues depuis longtemps. Supposé par Bernheim, le mécanisme en a été bien montré par Dupré dans sa thèse. La bile des typhiques contient ou peut contenir le bacille d'Eberth, et ce bacille est susceptible de séjourner pendant longtemps dans ce milieu. Il peut d'une façon précoce, au cours de la dothiénentérie, ou d'une façon tardive plusieurs mois après la guérison, provoquer des lésions plus ou moins graves de l'appareil biliaire.

Les microorganismes comme ceux du choléra produisent des angiocholites à type aigu ou subaigu qui ne rentrent pas dans notre cadre.

Les voies biliaires infectées, les microorganismes passent facilement dans la circulation générale, le chemin de l'organisme est, pour ainsi dire, ouvert devant eux; dans la paroi des canaux biliaires ils ne trouvent plus sur leur passage la couche lymphoïde épaisse qui, dans la muqueuse intestinale, constitue le barrage défensif dressé contre les bactéries digestives.

La bile n'est pas bactéricide et Charrin et Roger ont démontré la tolérance des bactéries, pour la bile, dans les milieux nutritifs.

L'infection bactérienne partie du tube digestif prend donc facilement la voie biliaire pour envahir l'organisme. C'est ainsi que se réalisent les complications de l'infection biliaire (Dupré, Th. 91).

Expérimentalement, on a pu reproduire, avec le colibacille (Charrin, Roger, Naunyn, Gilbert et Dominici); avec le staphylocoque doré (Dupré, Gilbert et Dominici); avec le bacille typhique, le streptocoque, le pneumocoque (Gilbert et Dominici) toutes les variétés d'infection biliaire. Et l'infection expérimentale a été capable de reproduire non seulement les épisodes aigus des angiocholites mais leurs séquelles : cirrhose, lithiase. Nous arrivons ainsi à dire un mot de la maladie de Hanot. Cette affection, envisagée comme le veulent M. Gilbert et ses élèves, serait une *infection biliaire* évoluant sous la forme d'une angiocholite catarrhale oblitérante (Gilbert et Dominici), la cirrhose hépatique doit être alors considérée comme un phénomène secondaire à la lésion des canalicules biliaires, et se montre du reste assez réduite dans certains cas.

C'est une angiocholite autant et plus qu'une cirrhose.

Et ainsi nous sommes amenés à nous demander, si cette dernière affection ne peut pas être un des aboutissants des angiocholites dont nous avons entrepris l'étude.

CHAPITRE II

Anatomie pathologique

Nous ne nous occuperons que des angiocholécystes non suppurées.

Au point de vue anatomique, il convient de considérer les lésions de la vésicule et des canaux biliaires suivant qu'il s'agira de formes atténuées ou de formes d'intensité moyenne.

Dans les formes atténuées l'infection biliaire aiguë provoque les désordres communs aux inflammations catarrhales banales, desquamation de la muqueuse constituant un exsudat dont les voies biliaires sont remplies et recouvrant la muqueuse turgescente et ramollie par suite de la désorganisation cellulaire et de la désagrégation de ses éléments. Concurremment, la couche conjonctive sous-muqueuse s'épaissit, des cellules embryonnaires s'amassent dans son épaisseur. Bref, il s'agit d'une inflammation banale.

L'examen bactériologique des coupes décèle une infiltration microbienne plus ou moins abondante des couches superficielles. Bientôt des amas microbiens pénètrent dans les profondeurs de la paroi, des culs de sac glandulaires, la lumière des canaux excréteurs elle-même est obstruée. Alors le tissu conjonctif se remplit de cellules rondes en raison directe de l'abondance microbienne.

Telles sont les lésions purement superficielles dans les cas bénins atténués ; mais que l'infection gagne la profondeur, se propage vers l'extérieur à travers la paroi musculo-conjonctive, deux lésions différentes surajoutées apparaîtront. D'une part, s'il s'agit de gros canaux, il se produira dans leur épaisseur de véritables aréoles à contenu leucocytaire, origine d'abcès.

D'autre part, s'il s'agit de canalicules, la périphérie conjonctive du lobule trop faible pour résister à l'invasion laisse l'infection pénétrer dans le parenchyme. *La cellule hépatique* elle-même est atteinte et la désorganisation de l'élément noble s'établit.

« Si l'infection tourne court, la réaction inflammatoire se traduit par une abondante prolifération conjonctive dont l'organisation aboutit à la sclérose péri-canaliculaire qui n'est sans doute pas autre chose que la cirrhose hypertrophique biliaire de Hanot ; chaque jour, considérée avec plus de vraisemblance comme d'origine infectieuse toute spéciale et évoluant sur un terrain spécial, *l'infection biliaire ne devenant cirrhogène que chez des sujets prédisposés* (Lereboullet).

Ainsi donc l'angiocholite peut présenter des

étapes multiples : muqueuse, catarrhale, pariétale, scléreuse.

Le foie est hypertrophié et secondairement on note de la splénomégalie et même de l'adénomégalie.

L'état de la vésicule biliaire est variable. Tantôt ses parois sont scléreuses, rétractées, l'atrophie de l'organe est telle que la cholécyste disparaît pour ainsi dire entièrement, réduit au volume d'une noisette ou bien d'un pois.

Tantôt la vésicule biliaire est énormément dilatée : c'est le cas le plus fréquent. La paroi est excessivement amincie. Schruppel signale des cas où la paroi semblait réduite à une simple couche musculo-séreuse. A l'examen microscopique on note la disparition de place en place du revêtement muqueux et des éléments glandulaires. Les villosités sont atrophiées ou ont disparu.

Des amas leucocytaires se localisent diversement : sous-muqueux, intra-musculaire, sous-séreux.

De cet amincissement pariétal résultent différents accidents : perforations lentes, après adhérence préalable de la vésicule, perforations brusques avec lésions de péritonite généralisée.

Le contenu de la vésicule parfois séreuse contient quelques flocons en suspension.

D'autres fois, il peut n'être composé que d'un peu de bile de teinte variable ou franchement hématique.

Une réaction périvésiculaire vient s'ajouter fréquemment à ces lésions.

Elle amène la production d'adhérences aux organes voisins (Paroi abdominale, côlon transverse, épiploon, intestin grêle, estomac).

De ces adhérences résultent des lésions dont la plus fréquente est la perforation, l'ouverture se faisant, tantôt dans un viscère, tantôt à l'intérieur. Et la fistulisation du conduit néoforme établit le drainage de la bile : processus naturel de guérison.

C'est pour bien montrer cette évolution qui indique au chirurgien la conduite à tenir, que nous nous sommes aussi longuement occupé des lésions de la vésicule.

CHAPITRE III

Symptomatologie

Début. Le début des angiocholites primitives non suppurées est assez variable.

Les troubles gastro-intestinaux sont très fréquents, ils se caractérisent par de l'anorexie, des nausées, des vomissements parfois bilieux, du dégoût des aliments, de la diarrhée ou de la constipation. Parfois c'est le météorisme qui inquiète le malade, il se voit forcé d'élargir ses vêtements, éprouve une certaine sensation de pesanteur abdominale.

L'hypochondre droit est le siège de douleurs sourdes. Cette sensibilité spontanée s'exagère par les mouvements, la pression qui devient parfois une véritable douleur avec irradiation variable à l'épaule et à tout l'abdomen.

D'autres fois, et le fait est assez fréquemment noté dans nos observations, ces douleurs de la région hépatique deviennent paroxystiques prédominant à l'un des lobes du foie. On fait le diagnostic de colique hépatique (Obs. 11) alors que l'on a seulement affaire à des crises hépatalgiques. L'ictère biliphéique, précédé ou non du teint jaunâtre de la cholérine familiale (Obs. II), peut survenir brusquement, et alors s'il coïncide avec les troubles digestifs ci-dessus mentionnés, il est souvent considéré comme un ictère catarrhal (Obs. III).

Tantôt l'ictère, d'abord peu marqué, va ensuite en augmentant.

L'ictère peut également n'apparaître qu'assez longtemps après le début des accidents. Il peut être intermittent, variable d'intensité (Obs. I). Il peut même faire défaut. On se trouve alors en présence d'une angiocholite anictérique (Gilbert et Lereboullet).

Aux signes précédents il faut ajouter la fièvre, fièvre à type intermittent qui précède, accompagne ou suit l'ictère et fait penser à des accès de fièvre palustre. Les troubles digestifs, les accès de fièvre, affaiblissent le malade. Il maigrit, perd ses forces, les accès de fièvre se répètent, la maladie arrive à la période d'état.

Etat.

Cette période se caractérise par des phénomènes généraux, communs à ceux que l'on rencontre dans toute infection, malaise, lassitude générale, céphalalgie, anorexie, nausées, vomissements, amaigrissement.

Ils témoignent de l'envahissement de l'organisme par l'infection.

Ces signes généraux ne suffiraient pas par eux-mêmes à appeler l'attention sur le foie n'étaient les signes locaux ; augmentation du volume du foie et de la vésicule, douleurs de l'hypochondre et comme résultant de ces troubles hépatiques, les signes urinaires.

Signes généraux:

La fièvre se présente sous un aspect tout à fait spécial, fièvre intermittente symptomatique de Charcot, fièvre intermittente, bilio-septique de Chauffard nom qui a l'avantage de rappeler à la fois ces caractères cliniques et sa pathogénie. (*J. L. Faure in Delbet*).

Intermittente, cette fièvre ressemble en fait, par de nombreux points, à un accès de fièvre intermittente grave. Un frisson l'annonce, d'une durée variable, parfois très long (Obs. I) et s'accompagnant d'une élévation thermique qui atteint dans le rectum 40° à 41° puis les lèvres se cyanosent, et bientôt la peau devient sèche, brûlante, en même temps que s'établit la stade de chaleur, la respiration est accélérée ainsi que le pouls ; enfin la stade de sueur apparaît, sueur profuse qui s'accompagne d'une sensation de malaise et de fatigue persistants. le tout ayant duré de 5 à 12 heures (*Obs. 1re Gérard-Marchant*).

Ces accès de fièvre bilio-septique peuvent de même que l'accès paludique présenter le type tierce, quarte etc., mais le retour n'en est généralement pas aussi régulier que dans la fièvre palustre.

A côté de ce type, pour ainsi dire classique, de fièvre intermittente bilio-septique, il est des formes frustes ou incomplètes ou l'un des stades manque et le plus

souvent c'est le dernier, le stade de sueur qui fait
défaut. D'autres fois une modification s'établit dans la
courbe thermique, la fièvre est continue avec exacer-
bation. L'ascension est moins forte, mais il n'y a
jamais de retour à la température normale. Ainsi se
signale à l'attention un type spécial fièvre rémittente
bilio-septique qui, par suite du progrès de l'infection, se
transforme assez rapidement en une fièvre continue,
indice d'une intoxication permanente et profonde.
(Faure).

C'est la signature clinique d'une infection étendue
aux canaux, forme généralement grave d'angiocholite. Disons tout de suite cependant que les accès
intermittents sont plutôt le propre de l'angiocholite
catarrhale, les autres formes fébriles ayant pour subs-
tratum anatomique des lésions suppuratives de la
vésicule et des voies biliaires.

L'accès fébrile est en effet le signe de la pénétration
dans le torrent circulatoire de la toxine secrétée au
niveau des voies biliaires (Dupré, Faure), ou de microorganismes dans le sang (Dupré).

Il est facile de comprendre qu'au début, lors de l'infection, initiale quand les voies biliaires sont encore à
peu près saines, la résorption toxique puisse se faire
tout à coup à dose massive par suite d'un incident
quelconque et en particulier d'une obstruction des
voies biliaires. C'est alors qu'on assiste au grand accès
à type intermittent qui, une fois l'élimination des
toxines achevée laisse place à toutes les apparences
d'une santé parfaite. Et l'on ne comprend pas moins

comment, lorsque l'infection est plus invétérée, lorsque les voies biliaires sont chroniquement enflammées lorsqu'elles sont lésées jusque dans leurs ramuscules originels, il peut y avoir, à la faveur de ces lésions permanentes, une absorption constante de produits toxiques, absorption qui, suivant son importance, se traduira par des poussées thermiques à type rémittent ou à type continu (Faure in Delbet).

Ainsi s'explique la fièvre hépatalgique de Charcot.

L'Ictère, presque constant dans les infections des (anglocholites anictériques) qui nous occupent revêt tantôt les allures d'un ictère à répétition, tantôt il devient permanent, mais il est loin d'être identique à lui-même, tantôt foncé, il n'acquiert une pareille intensité qu'au moment de troubles paroxystiques.

C'est un ictère biliphéique avec teinte jaune nettement appréciable des téguments et des muqueuses.

Il peut encore être moins marqué, appréciable alors au niveau des conjonctives. — Comme la fièvre, il survient habituellement par poussées.

Dans certains cas, on l'a vu faire défaut (Obs. vi). Il existe en effet des anglocholites anictériques — ou bien après une crise d'ictère initiale, les téguments reprennent une teinte à peu près normale. — La cholémie ne se révèle alors que par ses symptômes cutanés parmi lesquels dominent l'urticaire et le prurit.

Signes locaux.

Le gonflement de l'abdomen attire l'attention — Il traduit l'augmentation de volume du foie et aussi de la rate. — Il n'y a ni circulation collatérale, ni ascett.

Le foie déborde plus ou moins les fausses côtes. — Il est lissé sans bouclures, hypertrophié également dans ses deux lobes élastiques, non induré, douloureux à la pression. Le bord inférieur en est en général presque facilement.

La rate est parfois volumineuse — mais cette augmentation de volume n'est pas notée dans toutes les observations — lorqu'elle est grosse, il est fréquent de la trouver douloureuse.

L'hypochondre est sensible et cette sensibilité, spontanée, s'exagère par le mouvement ; la pression devient une véritable douleur avec irradiation variable à l'épaule et à tout l'abdomen. Quelquefois la sensibilité est telle que le frôlement du drap lui-même est insupportable et que l'*anesthésie est nécessaire* pour arriver à un examen complet. (Obs. 4 et 5.)

La palpation ou la percussion faite avec douceur permet de reconnaître outre la douleur, l'augmentation de volume du foie. Parfois, lorsque l'organe est abaissé on peut sentir la tumeur vésiculaire, arrondie, piriforme et qu'il serait facile de circonscrire si la défense de la paroi ne venait mettre obstacle à cet examen. S'il existe déjà de la péricholécystite on pourrait la reconnaître à ses limites diffuses.

« Quelquefois la tumeur fait un relief assez considérable pour qu'elle se dessine et se remarque facilement.

« Langenbuch donne, pour la palpation de la vésicule, des règles qui nous paraissent très bonnes et que nous avons mises en usage plusieurs fois. Elle peut se pratiquer dans la position couchée ou debout et sera d'autant plus aisée que l'intestin sera vide, que la paroi sera souple et peu riche en panniculé adipeux. — La main gauche embrasse entre les quatre doigts et le pouce la région thoraco-abdominale de façon à immobiliser le foie, tandis que la main droite posée sur la région antérieure, palpe la vésicule appliquée contre le rein droit; lorsque la vésicule est petite il vaut mieux mettre le malade debout et procéder à peu près de la même façon.

« Wignhoff palpe la vésicule sur le patient assis, le tronc plié en avant, les cuisses ramenées vers le ventre de façon à relâcher les muscles de la paroi. Lorsque la tumeur biliaire rénitente, même fluctuente existe, on peut la déplacer latéralement à gauche et à droite, constater qu'elle glisse sous la main et suit les mouvements du foie pendant la respiration. Elle est arrondie en bas, enflée dans le haut ; elle est maté à la percussion et sa matité se continue sans ligne de démarcation avec la matité hépatique. » (Schwartz).

Lignes urinaires.

Les urines varient de quantité d'un jour à l'autre, leur coloration change avec la quantité de pigments biliaires, pigments dont la présence est facilement dévoilée par l'addition à l'urine de quelques gouttes d'acide nitrique.

Pas de sels biliaires l'urobiline ne se montre qu'à la fin de la maladie, lorsque la cellule hépatique commence à être touchée, l'urée est augmentée ; enfin on trouve assez fréquemment de l'albumine dans les urines.

La présence normale de sucre dans l'urine est exceptionnelle et les résultats de la glycosurie alimentaire sont trop variables pour que nous puissions en tirer une déduction quelconque.

On peut se renseigner encore sur l'état de la cellule hépatique par l'épreuve du bleu de méthylène.

Signes digestifs :

L'appétit est rapidement perdu ; il y a de l'anorémie — du dégoût des aliments — des vomissements. Notons surtout que les matières fécales restent souvent colorées, ou bien on ne les voit se décolorer qu'au moment, ou durant l'évolution de la maladie, il se produit une poussée plus marquée d'angiocholite.

Les signes pulmonaires font défaut, le météorisme n'est jamais assez marqué pour refouler le diaphragme au point de gêner la respiration.

On note seulement au moment des grands accès fébriles un état asphyxique mais qui tient à l'intoxication sanguine.

L'examen du sang dénote de la polynucléose. Le sérum, après rétraction du caillot, est toujours coloré.

Cetteconstatation a son importance dans le cas d'anglo-cholite anictérique.

Disons en terminant qu'on n'a pas trouvé au cours des opérations une augmentation de volume des ganglions lymphatiques.

Tels sont les phénomènes qui accompagnent les anglocholites.

Ils ne sont pas superposables d'une façon absolue aux lésions anatomiques. C'est ainsi que des lésions unis-elves peuvent se signaler par une intensité fébrile considérable et rentrer dans un type classique d'une gravité exceptionnelle, alors que d'autre part des lésions profondes peuvent se développer sans que les réactions, tant locales que générales, soient proportionnées aux dommages qu'elles ont causé.

CHAPITRE IV

Evolution. — Pronostic

L'évolution des angiocholites non suppurées varie avec l'intensité du processus et la forme qu'il a revêtue.

Au point de vue anatomique elles peuvent aboutir à la sclérose de l'appareil biliaire, à la cholélithiase. Si l'infection est légère, si la muqueuse a été superficiellement lésée, la possibilité d'un retour complet à l'état normal ou la persistance seule d'altérations insignifiantes se conçoivent aisément.

C'est surtout dans le cas d'infection, persistant sous forme de poussées pendant des mois et des années, que les lésions arrivent à leur maximum que l'on note l'élargissement des espaces portes, la formation des néo-canalicules biliaires, l'envahissement conjonctif inter et intra-lobulaire, et comme terme ultime, l'envahissement et la mort de la cellule hépatique.

L'évolution clinique est très variable. A côté des

cas aigus où, l'infection, la cholémie atteint son maximum et s'accompagne d'un état typhoïde grave, il en est de subaigus et chroniques aboutissant à la cirrhose biliaire. Enfin les angiocholites non suppurées peuvent, à un moment donné, subir une transformation, soit que s'affaiblisse le terrain sur lequel elles évoluent, soit qu'augmente, la virulence du germe pathogène.

Les complications sont locales : péritonite péricholécystite, paracholécystite, pyléphlébite, l'infection s'est faite par propagation ; ou générales, par métastase. Netter et Martha ont démontré l'origine biliaire de l'endocardite compliquant les angiocholites.

Les complications montrent que d'une façon générale, tout envahissement microbien des voies biliaires est d'une grande gravité.

A côté des cas bénins qui guérissent sans même avoir été reconnus, il en est dont la gravité est immédiate et extrême, emportent le malade si l'on n'intervient pas. Même dans l'hypothèse d'infection bénigne et superficielle, la persistance des agents pathogènes, le réveil possible de leur virulence, la facilité d'une nouvelle infection rendent le pronostic ultérieur réservé.

On se basera au point de vue clinique, d'abord sur les caractères des phénomènes fébriles. Il existe une relation entre l'intensité des accès et la gravité de l'affection, l'hypothermie appartient aux infections graves, profondes. Elle est la règle chez les vieillards et les affaiblis.

L'état de la cellule hépatique : urobilinurie, diminution de l'urée, glycosurie alimentaire ; celui du rein (albuminurie) seront encore des facteurs d'appréciation dont on ne saurait omettre l'étude.

Il faut savoir également que le pronostic, autrefois si sombre, devient de plus en plus favorable depuis que l'on intervient chirurgicalement sur les voies biliaires ; grâce à cette intervention, non seulement le pronostic quoad vitam est transformé, le drainage, amenant la disparition des accidents cholériques, mais aussi le pronostic ultérieur : possibilité du développement de la cirrhose biliaire ou de la cholélithiase. En effet, l'issue facile de la bile toxique, détermine d'une façon en quelque sorte indirecte et mécanique la désinfection des voies biliaires et cela beaucoup mieux que les prétendus traitements trop souvent nuisibles (Terrier), Et ces paroles que M. le professeur Terrier énonçait dans son mémoire au Congrès de chirurgie 1895, trouvent une stérile et rigoureuse application dans nos observations n° 1 et n° 2.

L'intervention chirurgicale assure un écoulement, une chasse permanente des voies biliaires, elle évite la pullulation des germes et la résorption des toxines (Gérard-Marchant). Le foie soulagé reprend ses fonctions.

CHAPITRE V

Diagnostic

Le diagnostic de l'angiocholite primitive varie suivant que le foie a ou n'a pas été touché antérieurement.

Dans le cas d'affection hépatique ancienne on devra en présence des phénomènes de cholérine aiguë causés par ces angiocholites, penser tout d'abord à l'ictère grave secondaire. Et il faut avouer que le diagnostic est tout au début des plus difficiles. N'y a-t-il point dans les deux cas des troubles digestifs? Mais dès qu'apparaît la fièvre dans l'ictère grave elle amène à sa suite un cortège de symptômes caractéristiques, hémorrhagies, troubles nerveux, et enfin, caractère distinctif important entre les deux affections, le volume du foie diminue rapidement dans l'ictère grave. Dans l'angiocholécystite au contraire on le trouve toujours augmenté. L'évolution est tout autre. La pyléphlébite a pour elle l'augmentation rapide et colossale de la rate, la dilatation énorme du réseau veineux sous-cutané,

le développement rapide et la reproduction incessante
de l'ascite, la diarrhée, les hémorrhoïdes, les hémati-
mèses et les entéorrhagies abondantes.

L'angiocholite infectieuse de la lithiase biliaire sera
facilement reconnue si le malade a eu antérieurement
des atteintes de coliques hépatiques, l'ictère est d'ailleurs moins intermittent, car dans ces cas l'obstruction
du cholédoque est souvent complète, les phénomènes
vésiculaires plus marqués que dans l'angiocholite primitive ou les signes sont surtout hépatiques. S'il n'y a
pas eu de colique hépatique antérieure le diagnostic
entre les deux variétés est impossible.

Les kystes hydatiques qui s'infectent et suppurent,
causent une fièvre plutôt rémittente qu'intermittente,
le foie est développé inégalement ; il existait une tumeur
avant le développement des phénomènes fébriles, et
lorsque la fièvre s'est déclarée cette tumeur a augmenté
de volume, est devenue successivement douloureuse ;
on a cité des cas où la tumeur devenait sonore par exha-
lation gazeuse du colibacille.

L'analogie des accès de fièvre intermittente hépatique avec les accès de fièvre intermittente paludéenne
a quelquefois fait confondre les deux affections. En
effet des deux côtés, trois stades : stade de frisson,
stade de fièvre, stade de sueur. Des deux côtés même
aspect, dans le temps, c'est dans la soirée ou dans la
nuit que débute la crise, la durée est parallèlement
égale. Mais différents termes permettront cependant de
les distinguer. Ils seront puisés dans l'état général du
malade, dans ses antécédents.

Ainsi, le paludique aura vécu dans les pays chauds ou dans les régions où la maladie est endémique, la crise se produira chez un individu en pleine santé, elle le surprendra sans prodromes et ne laissera à sa suite qu'un vague malaise disparaissant plus ou moins rapidement. Nous retrouverons dans les antécédents des accès semblables.

Dans les angiocholites, les accès sont moins réguliers, non influencés par le sulfate de quinine, l'examen du sang ne permet pas de déceler l'hématozoaire de Laveran.

Dans un certain nombre de cas, l'infection paludéenne a précédé l'angiocholite, il est difficile alors de faire la part des deux maladies. D'après Charcot, la plupart des fièvres septanes, octanes décrites par les auteurs n'étaient probablement que des fièvres intermittentes hépatiques.

La maladie de Hanot à son début présente un ensemble symptomatologique, qui se rapproche beaucoup, nous pourrions dire complétement, des angiocholites primitives.

On sait que pour M. Gilbert et ses élèves cette affection comprend deux phases : une première plus ou moins longue d'angiocholite, une seconde de cirrhose, l'angiocholite ayant évolué sur un terrain propice à la sclérose.

C'est donc surtout par l'évolution que l'on peut distinguer les deux affections.

Évolution lente, torpide, sans signes de cholémie au début dans la maladie de Hanot où d'ailleurs l'ictère une fois installé, est permanent et ne présente pas les disparitions que nous avons notées dans les angiocholites primitives non suppurées.

Les deux autres grands symptômes, hypertrophie du foie, de la rate sont communs aux deux affections; l'augmentation du volume de la rate serait toutefois plus marquée dans la maladie de Hanot.

Il nous semble qu'il y a entre les deux maladies moins une question de nature, qu'une question de degré. L'angiocholite primitive serait comme le prélude, de la cirrhose, prélude qui peut tourner court : l'angiocholite n'aboutissant à la sclérose que sur un terrain prédisposé, susceptible dans d'autres cas de guérir soit spontanément soit chirurgicalement.

Le diagnostic est plus difficile lorsque le foie n'a jamais été touché. L'ictère catarrhal, précédé de signes d'embarras gastriques, s'accompagne de décoloration des matières, la rate n'est pas grosse, et aboutit rapidement à la guérison, mais parfois cette affection se prolonge bien au delà des limites ordinaires. Il s'agit d'ictère catarrhal prolongé, susceptible de persister deux à trois mois avec variation d'intensité de l'ictère, foie volumineux, rate tuméfiée, amaigrissement considérable.

Et cet ictère catarrhal prolongé est dû, pour M. Hanot, à une angiocholite catarrhale capillaire.

Quant à l'ictère grave, essentiel, sa marche est aiguë la mort survient dans la première semaine, l'hypothermie est la règle.

L'hépatite suppurée a dans les cas aigus une physionomie caractéristique : dans les cas subaigus et chroniques au contraire, elle peut être très insidieuse dans les allures et difficile à différencier de l'affection qui nous occupe.

La notion étiologique est de toute importance.

Les angiocholites primitives peuvent encore être confondues avec les affections des organes voisins du foie.

La périhépatite suppurée se reconnaîtra aux points douloureux le long du nerf phrénique, douleur augmentée par la toux, les mouvements respiratoires, les mouvements du corps, parfois elle est tellement aiguë que le poids des couvertures est insupportable.

La dypsnée est la règle, les mouvements du diaphragme sont abolis ou diminués. Il y a une déformation de la base du thorax. La fièvre est tombante, à grandes oscillations.

Les périnéphrites suppurées et les pyélonéphrites pourraient être aussi prises à erreur. C'est ainsi que dans l'observation I, on fut forcé de recourir à l'examen de la vessie et des uretères.

L'appendicite avec ictère se reconnaîtra à un examen approfondi et soigné du siège exact de la douleur, à la réaction péritonéale plus marquée que dans le cas d'angiocholite. On n'oubliera pas enfin l'examen de la poitrine. Elle permettra d'éliminer la pleurésie enkystée.

Outre les moyens cliniques on devra, dans certains cas, ne pas hésiter à faire la laparotomie exploratrice et recourir à l'examen sous le chloroforme, procédés qui peuvent représenter un stade de traitement.

Enfin, si dans certains cas, où toute l'attention du clinicien est attirée par l'état de la vésicule biliaire augmentée de volume, on désire, avant d'intervenir, rechercher la cause de la dilatation vésiculaire, pour laquelle tous les modes d'investigation ont été épuisés, nons rappellerons que M. Beck de New-York serait parvenu à déterminer dans quelques cas la production d'ombres permettant de déceler la présence de calculs biliaires et cela à l'aide de rayons Rœntgen. Il y a réussi après de multiples recherches en diminuant le temps de pose, ayant remarqué que plus on le prolongeait, plus s'accentuait l'ombre du foie au détriment des calculs. Beck conseilla d'utiliser une pose de dix minutes environ suivie d'une deuxième.

A quels signes reconnaîtrons-nous qu'il s'agit d'une angiocholite non suppurée et non d'une angiocholite suppurée ? La clinique nous renseigne peu ou mal à ce sujet. La douleur absolue serait plus vive dans le second cas : la réaction péritonéale plus fréquente : les symptômes généraux : fièvre, vomissements, etc. plus alarmants. La fièvre intermittente serait le propre de l'angiocholite catarrhale ; la fièvre rémittente, le propre de l'angiocholite suppurée. (Voir symptomatologie).

Aussi tenterons-nous de demander au laboratoire, une précision qui nous manque.

« La polynucléose caractérise la réaction de l'organisme à une infection aiguë ; on peut se demander si, dans certains cas, elle ne pourrait la révéler.

Nous ne connaissons pas d'étude systématique publiée

sur la valeur de la polynucléose dans des *affections chirurgicales*. Au point de vue du diagnostic, entre une lésion suppurée et une lésion non inflammatoire, elle nous paraît à priori, devoir être recherchée chez de nombreux malades (Leredde et Lœper. *Presse médicale*, 25 Mars 1899.)

Faisons cependant une réserve en ce qui concerne cette hyperleucocytose polynucléaire, M. Roine de Marseille l'ayant recherché et rencontré dans les abcès du foie des pays chauds (Gazet. héb. des sciences médicales Montpellier, 1890,) analogue à la leucémie des suppurations, de Malassez (soc. biol. 1874). Mais disons tout de suite que ce diagnostic importe peu pour le chirurgien, assuré d'une lésion de cholécystite puisque dans les deux cas, il faut agir, recourir au traitement héroïque. Nous n'insisterons pas sur le diagnostic des complications.

En résumé et quelle que soit l'opinion à laquelle nous nous arrêtions, nous sommes en présence d'un malade qui souffre, d'un malade qui se cachectise, d'un ictérique dont la nutrition s'altère. Il faut aller voir ce qui se passe au niveau du foie, et cette intervention permettra de préciser un diagnostic hésitant, de relever une interprétation erronée, de faire bénéficier le malade d'une nouvelle chance de salut.

Cependant, avant d'aborder le traitement, rappelons que le rôle de la médecine se borne à être un adjuvant dont nous ne ferons que préciser le but essentiel.

CHAPITRE VI

Traitement médical

Nous ne dirons que deux mots du traitement médical, qui n'est et ne doit être qu'un adjuvant. On diminuera la pullulation microbienne de l'intestin par le régime lacté. On fera l'antisepsie des voies biliaires par l'administration de médicaments : calomel à petites doses et surtout le salicylate de soude à la dose de 2 à 5 grammes, benzoate de soude. Ce traitement, avouons-le, ne sera nullement curatif, mais placera le foie et l'intestin dans de bonnes conditions pour subir avec moins de danger des interventions multiples.

Le traitement médical étant donc insuffisant il faudra intervenir chirurgicalement.

Traitement chirurgical

Indications.

Nous avons vu que la stagnation de la bile dans les voies biliaires jouait dans l'infection de ces conduits un rôle pathogénique important.

Indépendamment de l'excellent bouillon de culture constitué par la bile stagnante, les voies biliaires subissent, du fait de la rétention et de la distension progressive qui en résulte, des modifications anatomiques, qui facilitent le développement des agents infectieux.

La stase de la bile produit des troubles du côté de la cellule hépatique.

Pour éviter cette infection biliaire ou pour lutter contre elle il faudra assurer l'évacuation complète et constante des voies biliaires. Ce sera le seul moyen d'éviter l'infection généralisée et d'empêcher la pénétration dans la circulation générale des agents infectieux et de leurs toxines.

Cette pénétration des agents microbiens peut se faire e.: tout point et la tension de l'appareil biliaire la facilite encore, il n'en est que plus utile de soustraire toute éraillure de la muqueuse au contact de la bile même peu septique.

Le drainage évitera encore les phénomènes d'intoxication dus au mauvais fonctionnement du foie. La nécessité du drainage reconnue, comment s'y prendra tion pour l'assurer large et constant, partout efficace?

Cholécystostomie.

Keen, en 1879, paraît avoir pratiqué une cholécystostomie pour une angiocholite non calculeuse. Il n'en reste pas moins vrai, que la chirurgie n'est intervenue pour les infections biliaires que dans le courant des années qui s'étendent de 1880 à nos jours.

Et c'est à Terrier et à ses élèves que l'on doit d'avoir donné une impulsion vigoureuse au traitement chirurgical, dans les infections biliaires d'avoir appliqué systématiquement le traitement chirurgical à ces infections.

Voici les conclusions du mémoire de Terrier au congrès de chirurgie en 1895.

« Pour les cas où les voies biliaires directes ou indirectes, renfermant *ou non* des calculs, sont le siège d'inflammation déterminant des accidents fébriles intenses, continus avec des exacerbations, il est absolument indiqué d'intervenir chirurgicalement et de pratiquer une laparotomie. Celle-ci doit avoir pour but final d'ouvrir la vésicule biliaire, et de tenir cette ouverture *béante*, en un mot de pratiquer une cholécytostomie.

Grâce à cette opération on se rend un compte exact de l'état des voies biliaires accessoires (cholédoque, cystique, vésicule); on peut explorer les voies biliaires principales (cholédoque); on donne une issue facile à la bile septique que renferment les voies biliaires et qui intoxique l'organisme.

« L'issue facile de cette bile toxique détermine d'une façon en quelque sorte indirecte et mécanique la désin-

DIEU   4

fection des voies biliaires et cela beaucoup mieux que
les prétendus traitements médicaux trop souvent nuisibles (Terrier) ». Voilà le principe sur lequel est basé
le traitement chirurgical dans les infections biliaires.

Ces conclusions du professeur Terrier concluent la
cholécystostomie idéale, opération qui consiste à refer-
fermer la vésicule après l'avoir ouverte, sans l'abou-
cher à la paroi. D'ailleurs cette opération pour être
pratiquée exige : « une vésicule à peu près saine,
l'absence d'infection des voies biliaires ».

Ce que l'on cherche c'est une fistule cutanée, permanente, assez large pour donner une issue facile à la
bile septique qui encombre les voies biliaires. A
l'exemple de Terrier, on ouvrira la vésicule et on laissera l'ouverture béante.

C'est donc à la cholécystostomie qu'on aura recours
tout d'abord. Car bien qu'on puisse dériver encore par
la cholécystenterostomie la bile virulente, il est plus
prudent de la conduire au dehors (J.-L. Faure).

Les uns pratiquent la cholécystostomie en un temps
(Terrier, Gérard-Marchant); les autres diffèrent au
lendemain l'ouverture de la vésicule : cholécystostomie en deux temps (Pozzi, Obs. VI et VII).

Peu importe, ce qui est surtout intéressant, c'est la
nécessité du *drainage prolongé*.

Ce drainage agit sur les voies biliaires en supprimant
progressivement la stagnation, permet l'écoulement
aisé d'une bile septique, évitant ainsi dans les voies
biliaires le séjour d'un dangereux bouillon de culture

et prévenant ainsi ou diminuant l'infection de l'appareil biliaire et la fièvre de résorption. Son action sur les germes contenus dans les voies biliaires est analogue en quelque sorte à l'action des purgatifs répétés sur la flore intestinale. Si l'on pratique à diverses reprises l'examen de la bile, on la voit devenir de moins en moins riche en microorganismes pathogènes.

Aussi le foie, la rate ne tardent-ils pas à diminuer de volume, la fièvre, l'ictère disparaissent et avec eux les troubles digestifs, l'appétit revient, le poids du malade augmente; le drainage a conjuré les accidents cholémiques, fait en temps II permet d'éviter les complications. Ces diverses actions se retrouvent isolées ou combinées dans plusieurs de nos observations.

Obs. I. — Où la malade présentait : de la fièvre biliosep-tique, le syndrome ictérique, gros foie, douleur vésiculaire, le drainage pratiqué à un moment où la situation de la malade pouvait être considérée comme désespérée a amené une sédation immédiate des symptômes et la guérison.

Obs. V et VI. — Malade de M. le professeur Pozzi. — Drainage. Guérison.

Obs. II (Docteur Thiroloix). — Amélioration notable.

On voit dans toutes ces observations l'effet merveilleux du drainage dans les angiocholécystites non suppurées. Sur toutes les coupes thermiques la température tombe, en même temps que les phénomènes généraux s'atténuent.

L'observation II nous donne encore une indication de plus. Elle nous montre en effet la réapparition des phénomènes infectieux lors de la fermeture du méat biliaire, alors que le milieu hépatique n'est pas encore suffisamment désinfecté.

Malheureusement, l'ouverture certaine d'une fistule biliaire est désagréable pour le malade. En l'établissant, le chirurgien a été au plus pressé. Il a pratiqué une opération vitale comparable à l'anus iliaque dans l'obstruction intestinale.

Le malade sauvé, le foie et la rate ayant diminué de volume, il est bien tentant d'essayer une nouvelle opération amenant une guérison radicale.

Il ne saurait être question de la cholécystectomie; comme l'urèthre, le cholédoque peut en effet être rétréci par suite de l'inflammation (cas de M. Pozzi), et d'ailleurs la cholécystectomie suppose que seule la vésicule biliaire est seule atteinte et que l'infection a épargné les autres conduits.

On pourrait simplement refermer la fistule cutanée, mais cette opération ne répond pas à toutes les indications, et si le cholédoque n'est pas indemne, le drainage naturel ne sera pas assuré d'une manière suffisante les accidents reparaîtront.

Mieux vaut recourir à la cholécystentérostomie, mais dit M. Schwartz : « Les Enteroanastomoses biliaires ne se pratiquant pas dans les affections biliaires non suppurées, elles doivent être regardées comme des opérations de nécessité car elles exposent à l'infection des voies biliaires.

La belle observation de M. Pozzi (Obs. VI) infirme cette proposition. Et nous dirons, qu'après une phase plus ou moins longue de simple drainage, on peut, après s'être assuré par l'examen microscopique de l'état aseptique de la bile, recourir à la cholécystentérostomie.

OBSERVATIONS

Angiocholécystite colibacillaire non suppurée. — Cholécystostomie biliaire permanente. — Grande amélioration.

OBSERVATION I (Personnelle)

Mlle P... Jeanne, âgée de 35 ans, institutrice, entre le 30 septembre 1901 à l'hôpital Boucicaut.

Maladies antérieures. — Pendant l'enfance : nombreuses bronchites, rougeole, angines fréquentes, grippe (pas de scarlatine).

Depuis dix ans, la malade souffre de coliques hépatiques.

En mai 1899, à la suite de malaises généraux, on reconnaît chez elle de l'*albuminurie*.

En avril 1900, elle est atteinte d'une fièvre *typhoïde* bénigne qui dure cinq semaines. Une phlébite survient dans la première partie de la maladie. Ensuite aucun symptôme jusqu'en janvier 1901, époque à laquelle est constatée une fièvre aphteuse qui dure une huitaine de jours.

De mai 1899 jusqu'en juin 1901, la malade se plaint de maux d'estomac à des intervalles éloignés d'abord ; puis les crises se rapprochent de plus en plus, deviennent journalières, et sont suivies de syncopes qu'on suppose causées par la douleur. Elle n'éprouve rien du côté du foie ; n'a pas de température, pas de vomissements, pas de diarrhée. On trouve des traces d'*albumine* dans les urines.

Maladie actuelle. Avant son entrée. — En mai 1901, un seul *accès de fièvre* qui survient dans la nuit et durant lequel on remarque trois stades :

1° *Frisson* qui dure environ deux heures et pendant lequel la température atteint environ 39°.

2° Sensation de *chaleur intense;* la température s'élève.

3° *Sueurs* et *urines* abondantes. La température s'abaisse progressivement.

L'accès dure environ cinq heures. La malade ne souffre pas, mais elle éprouve une grande lassitude. Elle suit le régime lacté.

En juin, jusqu'au milieu du mois, elle n'a pas de nouvel accès de fièvre, mais elle a de l'*anorexie*, le dégoût des viandes, du prurit sans urticaire ; son teint est jaunâtre. Elle n'a pas d'épistaxis.

Au milieu de juin, second accès de fièvre avec vomissement, douleur hépatique, puis *ictère* brusque avec décoloration des matières. Les jours suivants, la malade n'a pas d'accès de fièvre mais les mêmes phénomènes généraux se reproduisent jusqu'au 15 juillet avec *courbature*. L'ictère dure 15 jours et disparaît peu à peu. La malade continue le régime lacté, elle prend du benzonaphtol.

Juillet. A partir du 15, les accès de fièvre deviennent réguliers ; ils surviennent tous les quatre jours, l'après-midi. La température varie de 39 à 40°. Dans les jours intermédiaires, la malade a de l'anorexie, des *nausées*, elle éprouve de la fatigue, sa température est de 37°.

Le chlorhydrate de quinine employé comme traitement

(1 gr. par jour) rend la fièvre irrégulière comme heure et comme jour, ainsi, sous l'influence de la quinine, l'accès de l'après-midi survient le lendemain matin, il est reculé d'*un jour*.

Août. La malade passe ce mois à Saint-Fargeau (dans l'Yonne), pays humide ; elle prend toujours la même dose de chlorhydrate de quinine. Les accès de fièvre dans lesquels on remarque encore les trois stades déjà indiqués, sont de plus en plus fréquents ; la température est de 39 à 40°.

Septembre. Les accès deviennent journaliers et sont suivis de *vomissements*.

Les matières sont décolorées, pas d'ictère, pas de diarrhée. *La malade maigrit* beaucoup ; elle ne mange plus ; la température s'élève jusqu'à 40°9.

On ordonne comme traitement des bains ; on supprime la quinine et à l'intérieur on prescrit le benzonaphtol, des gouttes de teinture d'iode et d'iodure, le régime lacté.

Examen. — Le jour de l'entrée.

Etat général. — Le teint est terreux avec une légère trace de subictère ; la malade est faible ; elle a de la *fièvre ;* elle a maigri de 20 livres depuis le début d'août.

Symptômes fonctionnels.

L'*anorexie* continue ; quelques élancements dans le côté droit ont été ressentis, mais ils sont très irréguliers ; aucune douleur dans l'épaule.

Tube digestif. — Les selles sont régulières.

Urines. — La malade *urine beaucoup* quand elle a la fièvre et ses urines sont alors limpides ; elle n'urine presque pas quand elle n'a pas de fièvre ; ses urines sont alors troubles, très chargées, couleur acajou. Jamais d'hématurie.

La malade est d'une *famille albuminurique :* un de ses frères est mort à 22 ans, par suite d'albuminurie.

Analyses d'urines antérieures : En mai 1899, l'urine examinée renferme de l'*albumine*. Le dosage de l'albumine donne comme résultat 0 gr. 20 par litre.

En août 1901, la quantité d'albumine trouvée est égale à 0 gr. 42 par litre.

En septembre 1901, on trouve 0 gr. 08 d'albumine par litre.

Analyse en rentrant. — Quelques traces d'albumine.

EXAMEN PHYSIQUE

Foie. — La malade ressent quelques élancements dans le côté droit depuis que la fièvre est continue ; elle a du subictère généralisé. La conjonctive et la face inférieure de la langue sont colorées en jaune.

A l'inspection, le foie est un peu gros.

A palpation, on sent un peu de résistance musculaire ; la malade éprouve peu de douleur à la pression ; à la pression profonde, il existe cependant une zone douloureuse dans une région qui correspond à peu près au siège de la vésicule (bord antérieur de la dixième côte).

La matité du foie commence à deux travers de doigts au-dessus de la ligne mamellaire pour cesser à un travers de doigt au-dessous des fausses côtes dans la zone vésiculaire.

La matité hépatique se continue avec matité occupant tout le flanc droit jusqu'à trois travers de doigt au-dessous du rebord costal.

A palpation, on sent une masse descendant jusqu'à une

horizontale menée par l'ombilic. Le phénomène du ballottement est très net.

Rein droit. — Il est *gros*, non douloureux ; il est en ptôse moyenne. On obtient un ballottement très net et, par le procédé de Guyon, on le sent glisser sous le doigt et remonter dans la fosse lombaire.

Le *rein gauche* est lui-même légèrement très ptôsé. On sent facilement son bord inférieur, mais il ne paraît pas très tuméfié et le phénomène de ballottement est beaucoup moins net que du côté opposé.

Depuis son entrée :

30 septembre. Jamais de diarrhée. On donne à la malade des lavements. Les matières ne sont pas décolorées.

1er octobre. Accès de fièvre qui dure de 2 heures de l'après-midi à 7 heures du soir.

Thérapeutique. — A 4 heures du soir, *injection de quinine.* Extrait mou de quinquina, 4 grammes.

2 octobre. — Accès de fièvre qui commence à 2 heures de l'après-midi pour finir à 7 heures du soir.

Examen des urines :

Urée, 20 gr. 90 par litre.

Pigments biliaires, pas d'acides biliaires.

Albumine.

Présence de quelques hématies et de quelques leucocytes.

Pas de pus.

3 octobre. — Accès de fièvre de 9 heures du matin à 5 heures du soir.

Analyse de l'urine :

Quantité, 700 grammes.

Albumine, 0 gr. 60.

Pas de pigment biliaire, pas de pus.

4 octobre. — Accès de fièvre de 3 heures de l'après-midi à 7 heures du soir.

5 octobre. — Accès de fièvre de 3 heures de l'après-midi à 8 heures du soir.

6 octobre. — L'accès de fièvre dure de 9 heures du matin à 5 heures du soir. La malade a des *vomissements biliaires;* elle manque de respiration; elle se plaint de mal de tête; sa température s'est élevée jusqu'à 41°2; elle a eu à 6 heures du matin, une syncope de courte durée; elle a de l'*ictère* subit, très prononcé; on lui donne du sirop d'éther.

7 octobre. — La malade se sent mieux, quoiqu'elle ait eu un accès de fièvre de 4 heures de l'après-midi à 8 heures du soir; elle a eu une syncope à la même heure que la veille; elle a des *vomissements.*

8 octobre. — Pas d'accès. Elle ne garde que le thé; le bouillon et le lait sont rejetés.

9 octobre. — Accès de fièvre de 4 heures du soir à 8 heures du soir.

10 octobre. — L'accès dure de 2 heures et demie à 7 heures du soir.

La malade a des syncopes courtes et fréquentes; elle boit du sirop d'éther.

A partir du 10, il n'y a plus de frissons caractéristiques, mais la température est égale ou supérieure à 40°.

12 octobre. — Le malade a du délire, des *idées noires;* il lui semble avoir un brouillard devant les yeux; ses doigts sont engourdis. Elle ne mange pas depuis qu'elle est à l'hôpital; elle a pris ces jours derniers, un peu de champagne; elle a des bourdonnements d'oreille; le pouls est petit et filiforme; la langue est sèche.

Urine.

13 octobre. — La malade est très bas ; elle présente un état syncopal inquiétant.

14 octobre. — M. Pasteau, pratique l'examen cystoscopique, qui donne les résultats suivants :

Vessie normale, mais très vascularisée partout. Stade veineuse assez abondante et très visible au cystoscope.

Uretères. Orifices normaux, petits, en fente. Ne s'ouvrent qu'au moment de l'éjaculation et l'urine dans la vessie.

Cathétérisme uretère droit. Cystoscope d'Albarran. Sonde à bout rond n° 6.

Uretère libre, bassinet à 25 centimètres de l'orifice urétéral. Pas de rétention rénale.

Urine claire.

M. Pasteau laisse 3 verres n° 1.

N° 1. — Urine totale, recueillie dans la vessie avec la sonde avant la cystoscopie.

N° 2. — Urine du rein droit, prélevé par la sonde, urétérale.

N° 3. — Eau boriquée, teintée par l'urine du rein gauche, pendant le temps de la cystoscopie et du cathétérisme du rein droit.

Il n'y a donc pas de rétention, ni d'infection rénale à droite, pas d'infection rénale à gauche.

15 octobre. — Opération.

Anesthésie à l'éther. Incision de douze centimètres sur le bord interne du grand Droit. Le péritoine ouvert, on aperçoit le foie gros, congestionné ; la palpation de ses lobes reste négative. Par contre, la vésicule biliaire est grosse, distendue, sans lésions de péricystite.

On explore les voies biliaires cystiques, cholédoque jusqu'au duodenum, on n'y trouve point de calcul.

Fonction de la vésicule, il s'en écoule une bile rougeâtre, boueuse, mais pas de pus. Protégeant le péritoine par des compresses, on agrandit l'incision et on fixe le fond de la vésicule à la paroi.

Pour terminer, suture des différentes plaies, en dessus et en dessous de l'orifice formé.

La bile examinée au laboratoire est reconnue contenir des cultures pures de colibacille ultra-virulent.

Après l'opération.

18 octobre. — La malade est beaucoup mieux, elle n'a eu ni syncope, ni *vomissements*. L'ictère, très prononcé depuis le 6, a presque disparu : la conjonctive seule garde une légère coloration jaune. La température et le pouls sont normaux; les urines sont encore chargées et foncées.

21 octobre. — La température est de 87°6 ; la malade ne souffre pas.

Elle a de l'appétit, elle s'alimente depuis le 20, et garde ce qu'elle prend.

23 octobre. — Dans l'après-midi de ce jour, elle a une crise légère de colique hépatique; à 6 heures, elle vomit les aliments pris à midi et non digérés.

24 et 25 octobre. — Les urines émises sont en petites quantités (400 et 500 grammes). Elles présentent une coloration acajou. La température s'élève un peu.

26 octobre. — Nouvelle crise de colique hépatique; la malade ne vomit pas, mais ses matières sont décolorées, elle prend du lait, de l'eau de Vichy, du benzonaphtol.

A partir de ce jour, aucun accident n'est à signaler. La malade quitte l'hôpital, un mois après l'opération : l'ictère a complètement disparu. Les urines sont claires, normales, la quantité émise varie entre 600 et 800 grammes. La malade engraisse, elle a de l'appétit, elle ne ressent aucune douleur hépatique, elle n'a plus de vomissements. La température est normale.

La bile continue à s'écouler avec abondance par l'orifice cutané de la fistule.

5 mai : on pratique un premier examen de la bile (1) :

Examen direct	macroscopique	liquide clair – un peu verdâtre.
	microscopique	frais — cocco-bacille infusé dans le liquide donne coloration — cocco-bacille prend le Ziehl dilué et l'éosine ne prend pas le gram.

Cultures.

1° Bouillon-lactose, en 24 heures dégagement de nombreuses bulles de gaz, cocco-bacilles mobiles ;

2° Lait coagulé en 48 heures ;

3° Gélatine, voile à la surface.

En résumé : cocco-bacille, non encapsulé, mobile à l'état frais, ne prenant pas le grain coloré par éosine et Ziehl dilué, fait fermenter la lactose et coaguler le lait; coli-bacille.

25 mai 1902, deuxième examen, dont voici le résultat :

L'examen direct de la bile ne montre aucun microbe.

L'ensemencement sur gélose donne des colonies arrondies à bords nets, à aspect gras sur bouillon trouble abondant avec voile à la surface ; odeur désagréable.

L'examen des colonies sur gélose et du bouillon montre une culture pure de cocco-bacille ne prenant pas le gram.

L'ensemencement du lait en amène la coagulation.

On a donc affaire à du colibacille, toutefois la quantité en est moindre que lors du premier examen.

L'état général est toujours excellent, la malade engraisse.

---

(1) Ces examens bactériologiques sont dus à notre ami, M. Philibert, interne des hôpitaux.

Nous ne saurions trop le remercier de son obligeance.

encore, mais sa fistule biliaire l'incommode fort. Elle réclame une opération qui l'en débarrasse.

Le Dr Gérard-Marchant compte tenter d'ici peu la cholécystenterostomie.

OBSERVATION II (Dr THIROLOIX)

Ictère chronique. — *Fièvre bilio-septique.*— Angiocholite colibacillaire non suppurée. — Cholécystostomie biliaire permanente Amélioration. Madame R. âgée de 43 ans, demeurant à la Varenne-Saint-Hilaire est vue par le Dr Thiroloix le 1er avril 1901.

Les renseignements recueillis sont les suivants. Le père de Madame R. est mort à l'âge de 72 ans d'hémorrhagie. La mère est morte de pneumonie à l'âge de 52 ans.

Enfant, Mme R. a eu la rougeole, la varicelle et la *fièvre typhoïde* à l'âge de 15 ans.— Réglée à 16 ans, elle a toujours eu des règles régulières jusqu'au moment où est apparu l'ictère, il y a un an environ.

Mariée, Mme R. a eu des enfants dont la santé a toujours été bonne. Elle n'a jamais fait de fausse couche, aucune cicatrice, aucun stigmate, aucun symptôme ne permet de soupçonner la syphilis. Le mari interrogé à ce sujet n'a jamais eu d'affection vénérienne. Madame R... parisienne, a toujours vécu à Paris ou dans les environs et ne se rappelle pas avoir eu des accès fébriles rappelant ceux qu'elle présente aujourd'hui.

Grande, maigre, aux cheveux noirs, Madame R... a toujours eu le teint jaune citron. Elle n'a jamais eu de colique hépatique mais à plusieurs reprises elle a consulté des médecins pour obtenir la disparition de troubles dyspeptiques gênants (météorisme, anorexie, constipation).

En février 1900, jusque-là la santé avait été bonne, débute

l'affection actuelle : Perte de l'appétit, nausées, sensation de pesanteur, ressentie dans les deux hypochondres, toutefois plus marquée à droite, amaigrissement ; quelques accès de fièvre (38° — 39°) irréguliers.

En mars, le ventre se ballonne, la peau prend une teinte ictérique franche, les urines renferment des pigments biliaires. Depuis cette époque l'ictère a été permanent : jaune citron habituellement, il devient jaune verdâtre au moment des crises fébriles.

Le prurit cutané est léger, intermittent, ne gêne guère la malade. La peau n'a offert aucune autre altération ni purpura, ni éruption ; il n'y a jamais eu d'œdème des extrémités. Le ventre reste météorisé mais souple ; il n'y a ni développement des veines sous-cutanées abdominales ni ascite.

Le foie a été toujours trouvé volumineux, débordant de plusieurs travers de doigt les fausses côtes : la rate semblait suivre l'augmentation de volume du foie.

La fièvre ne disparaissait que pendant de courtes périodes pour reprendre son type intermittent vespéral régulier. Chaque soir, Madame R... a eu son accès de fièvre classique, le thermomètre atteignant 39°5 à 40°.

Depuis un an, Madame R. a subi les médications les plus variées : Injections sous-cutanées de quinine (1 gr. 50 pro die) de cacodylate de soude, sel de Carlsbad, salicylate de soude, benzoate de soude, lavements froids, régime lacté. Tous ces agents thérapeutiques n'ont en rien modifié l'évolution progressive de la maladie.

En avril 1901, l'état de la malade était le suivant. Madame R. a maigri de 20 livres, les forces ont diminué ; pourtant il n'y a point de cachexie ; pas d'œdème des jambes, pas de purpura, aucune hémorrhagie. Dans la matinée Madame

R., débarrassée de sa fièvre, se promène dans son jardin, garde sa gaieté.

L'ictère est généralisé, franchement biliphéique au niveau de la peau et des muqueuses. L'abdomen est augmenté de volume dans sa moitié supérieure. Il n'y a ni circulation collatérale, ni ascite. Le foie déborde de cinq travers de doigt les fausses côtes. Il est lisse sans bosselures, hypertrophié également dans ses deux lobes, élastique, non induré, douloureux à la pression :

Le bord inférieur est perçu facilement, il n'est pas échancré. La région de la vésicule biliaire est sensible mais la palpation n'y décèle ni tumeur, ni augmentation de volume.

C'est en vain qu'on cherche sous le foie au niveau du pylore, de la tête du pancréas une tuméfaction qui rendrait compte de l'ictère.

La rate est volumineuse, recouvre le lobe gauche du foie, atteint l'ombilic, descend vers la joue iliaque gauche. Le palper délimite facilement son bord antérieur, elle est dure, lisse, douloureuse. Des urines analysées plusieurs fois ont toujours renfermé des pigments biliaires, de l'urobiline, de l'urée en quantité. Hypernormale : jamais on n'y a décélé de sucre ou de l'albumine.

L'appétit est médiocre, la constipation est habituelle. Les garde-robes sont restées colorées. Les autres appareils ne sont pas altérés. Les battements du cœur sont réguliers, il n'y a pas de souffle cardiaque. L'examen du sang pratiqué par le Dr Thiroloix, à deux reprises, montre une poly nucléose très accusée (15 à 20.000).

On ne constate aucune hypertrophie ganglionnaire, aucune douleur du système osseux.

Les poumons ne présentent aucune altération ; en arrière et à droite l'hypertrophie hépatique rend obscur le murmure vésiculaire et submate les derniers espaces inter-costaux, mais une ponction exploratrice démontre l'intégrité de la plèvre. Les accès fébriles sont quotidiens et vespéraux, la fièvre atteint 39° et 40°. Les stades évoluent avec régularité. Vers minuit la fièvre qui était apparue vers trois heures de l'après-midi, disparaît. Il n'existe aucun désordre du système nerveux.

En présence de cet ensemble symptomatique et après élimination de la lithiase biliaire (pas de colique, coloration des garde-robes, hypertrophie splénique) de la syphilis et du paludisme hépato-splénique (pas d'antécédents, impuissance de la quinine); du cancer sous-hépatique le Dr Thiroloix fut amené à porter le diagnostic d'angiocholite infectieux et à proposer (l'intervention médicale ayant montré son efficacité) une intervention chirurgicale pour assurer un drainage parfait des voies biliaires.

L'opération fut pratiquée en mars 1901. Après constatation de l'absence de tout obstacle externe ou interne au cours de la bile, le chirurgien fit une fistule vésiculo-cutanée. La bile aussitôt recueillie est verte, limpide, transparente, *non suppurée*.

Elle se montre fertile, polymicrobienne, riche en agents anaérobies et aérobies, parmi lesquels domine le colibacille. Dès le lendemain, écoulement de bile verte qui persiste jusqu'en août 1901.

A cette époque, comme la fièvre était disparue, que l'état général était bon, que le foie et la rate diminuaient de volume, on crut devoir tenter la fermeture de l'orifice externe de la fistule créée. Aussitôt les poussées fébriles reparaissent comme avant toute intervention.

Aussi fut-on bientôt obligé de rétablir le courant biliaire externe par la pose d'un drain permanent.

C'est à cette seule condition que Mme R... voit ses accès fébriles disparaître. La bile est toujours restée verte et teint les pièces du pansement. Aujourd'hui encore (mai 1902) on n'a pu supprimer le drainage, la bile coule encore abondamment au dehors. L'état général n'est pas mauvais, le foie et la rate ont encore un volume hypernormal, l'appétit est médiocre.

L'amaigrissement n'a pas fait de progrès. La santé reste précaire et malgré l'administration du salicylate et du benzoate de soude, de la cure de Carlsbad, toutes les tentatives pour aseptiser les milieux biliaires ont échoué et il ne peut être question de renouveler l'expérience de l'oblitération de l'orifice externe de la fistule biliaire.

Quoique le résultat final soit incontestablement médiocre nous pensons néanmoins que l'intervention a été profitable comme le démontrent la survie, la disparition de la fièvre de l'ictère, l'arrêt de l'amaigrissement, la diminution du volume du foie et de la rate.

Il y a des cas, très rares, d'angiocholite subaiguë, persistant plusieurs mois, sans qu'on puisse, au moment où on les observe, déceler la moindre trace d'ictère.

OBSERVATION III

22 mars 1900, P... (Jeanne), 27 ans, entre pour accès de fièvre intermittente presque quotidien, durant depuis 5 mois, et s'accompagnant de douleurs hépatiques.

Mère morte après 10 ans de maladie, coliques hépatiques, puis ictère chronique, avec tuméfaction du foie.

Pas d'antécédents personnels.

En février 1899, sous l'influence d'un coup de froid (?) apparition d'un ictère léger, avec décoloration des matières et urines foncées. Pas de douleurs, ni de fièvre. On porte le diagnostic d'*ictère catarrhal*.

Foie un peu gros.

Etat stationnaire pendant 8 mois, puis les urines et les selles redeviennent normales, l'ictère disparaît, et la malade reste à peu près bien portante de mai à août 1899.

En août, crises de douleurs passagères du côté droit avec irradiation au creux épigastrique, ventre ballonné, constipation, mais il n'y a pas de vomissements. Un peu d'hypertrophie du foie avec grosse vésicule. On conseille une saison à Vichy.

Au bout de huit jours, la malade s'en va dans sa famille, le lendemain elle est prise de violentes douleurs dans la région hépatique avec vomissements, ballonnement du ventre. Hypertrophie énorme du foie, fièvre élevée, selles décolorées, urines foncées, puis ictère assez foncé. Fièvre avec violents frissons et menace d'asphyxie.

Au bout de 8 jours, ces accidents se calment et en 15 jours tout avait disparu.

Bonne santé jusqu'en novembre 1899. A ce moment la fièvre reparaît et prend les caractères de la fièvre hépatique ; frisson violent vers 4 à 5 heures du soir, puis fièvre intense, dans la nuit, chute de température et sueurs.

Au bout d'un mois, la malade vient trouver M. Gilbert, qui trouve un foie gros et douloureux, pas d'hypertrophie de la rate, pas de trouble abdominal, pas d'ictère. Il porte le diagnostic d'angiocholite infectieuse, et conseille l'emploi du sulfate de quinine à dose quotidienne de 0,75 centig.

Sous l'influence du traitement la fièvre tombe et l'état se maintient satisfaisant jusqu'à la fin de février 1900.

A cette époque, on constate que la malade a 11 et 13 gr. d'albumine dans ses urines (par litre).

4 mars.— Les accès fébriles reparaissent, et ne sont plus guère influencés par la quinine, il y a toujours les 3 stades de frisson, chaleur et sueurs, la malade maigrit et s'affaiblit. — Œdème léger des paupières, céphalie intense, quelques vomissements.

Il n'y a pas de subictère appréciable.

Le foie déborde notablement les fausses côtes, surtout le lobe droit, mais l'ensemble de l'organe n'est pas déformé, surface lisse de consistance normale.

Palpation un peu douloureuse, au niveau de la région vésiculaire, c'est du reste le siège des douleurs spontanées.

Rate notablement hypertrophiée.

Ses fonctions digestives se font bien, langue, selles colorées et normales. Urines assez abondantes, forcées, dépôt uratique abondant, quantité considérable d'albumine. Pigments biliaires vrais, à peine perceptibles, ils disparaissent les jours suivants.

Urée normale.

L'état général devenant précaire, la malade est soumise à l'examen de M. Michaux et l'opération est pratiquée le 28 mars, chloroforme. On trouve un foie gros, mais sans déformation pouvant faire croire à un abcès ou à un kyste hydatique.

Vésicule petite, enfoncée dans le bord inférieur du foie, parois non épaissies, elle renferme deux calculs du volume d'un gros pois, elle laisse échapper une bile fluide, un peu louche, mais non purulente.

Le rein droit est notablement hypertrophié.

La vésicule est profondément située pour être abouchée à la peau, mais on la laisse et on draine.

Suites opératoires simples et l'apyrexie devient définitive à partir du deuxième jour.

Urines restent rares et chargées, riches en urates, mais l'albumine diminue (5 gr. par 24 au lieu de 18).

Au 5 avril, il y a 2 litres d'urine et 3 gr. d'albumine par 24.

La fistule se rétrécit de plus en plus, elle a laissé écouler d'abord beaucoup de bile, de la boue biliaire et deux petits calculs.

Le 5 avril tout est fermé, mais la fièvre reparaît.

Le 11, la rate redevient perceptible et il y a 12 gr. d'albumine. On rétablit largement la fistule biliaire et l'état redevient satisfaisant, le foie a diminué, la rate est à peine perceptible, il n'y plus que 0,50 à 1 gr. d'albumine par 24.

Il persiste encore de temps en temps de légères poussées fébriles et vespérales, mais sans frissons ni sueurs.

L'examen bactériologique de la bile, pratiqué à plusieurs reprises, a décelé du colibacille à l'état de pureté.

OBSERVATION IV

D... André, 6 ans 1/2. Bonne santé habituelle, parents bien portants, pneumonie double à 4 ans, suivie de paralysie infantile passagère du membre inférieur gauche.

En octobre 1899, apparition des premiers symptômes, lassitude, troubles digestifs, modification du caractère.

Le 15 octobre, ictère d'abord léger qui fonce de plus en plus et est constitué le 1er novembre. Teinte jaune assez marquée des téguments, des conjonctives et de la langue. Urines rouges et foncées. Matières décolorées et fétides. Prurit assez marqué. Léger état fébrile (38°5), hypertrophie du foie.

L'ictère diminue et disparaît dans la première quinzaine de décembre, mais les autres symptômes persistent.

Après le 15 décembre, fréquentes épistaxis, les selles ont repris leur coloration et sont quelquefois striées de sang.

Le foie est très hypertrophié, mais non la rate. Ventre souple, on porte le diagnostic d'angiocholite infectieuse.

Peu de modification en janvier, février et mars, le prurit est incessant, quelquefois accompagné d'éruption d'urticaire, troubles digestifs, vomissements, constipation opiniâtre, malgré le calomel. L'état fébrile est quotidien, à type inverse presque constant, la température du matin étant plus élevée que celle du soir.

17 avril 1900. — Pâle, l'enfant est amaigri. Les conjonctives, les lèvres, les gencives sont décolorées, mais il n'y a pas trace d'ictère.

Langue humide peu saburrale.

Abdomen souple, le foie déborde les fausses côtes de trois travers de doigt, il est de consistance normale, peu ou pas douloureux. Il semble avoir beaucoup diminué depuis décembre.

Urines peu abondantes, hautes en couleur, ne paraissent pas renfermer de pigments biliaires, sauf celles recueillies de 8 heures à minuit (urines digestives) qui en accusent des traces.

(L'observation s'arrête là, elle a été lue à la séance du 27 avril 1900).

En résumé, dans l'observation III, chez une femme atteinte depuis longtemps d'entérite muco-membraneuse, survient une infection biliaire d'abord atténuée, entraînant la production d'un ictère qui semble catarrhal simple. Puis à la faveur de cette infection, la lithiase biliaire se constitue et détermine l'apparition, trois mois après, d'accidents mécaniques et infectieux.

L'infection biliaire s'accentue toujours, mais sans ictère,

elle entraîne des accès de fièvre intermittente hépatique, amène l'hypertrophie du foie, se complique secondairement d'hypertrophie de la rate et de néphrite infectieuse avec albuminurie massive.

Dans l'observation II, après une période dans laquelle on constate un ictère catarrhal léger, l'infection biliaire ne se manifeste plus que par l'hypertrophie du foie sans splénomégalie, sans ictère, avec léger état fébrile à type inverse et tendance naturelle à la rétrocession.

L'angiocholite canaliculaire peut donc exister sans qu'il y ait d'ictère, et cela ne tenait pas à un défaut de la sécrétion biliaire, puisque dans les deux cas, les selles étaient colorées, il ne faut donc pas se baser sur l'absence d'ictère pour rejeter le diagnostic d'angiocholite infectieuse. Les autres symptômes d'angiocholite existent, entre autres la splénomégalie, qui apparaît après l'hypertrophie du foie, elle est une conséquence de l'infection des voies biliaires et diminue lorsque l'état du foie s'améliore.

Dans l'observation I, l'opération a montré qu'il pouvait exister des phénomènes d'infection sans grosses lésions suppuratives, la vésicule paraissait sauvée, la bile normale, le foie était seulement congestionné. Il faut savoir qu'une angiocholite dans laquelle la bile paraît normale peut être cependant très septique, et le pus n'est constaté qu'au microscope. Dans ces cas, le large drainage peut seul amener la guérison.

L'intervention chirurgicale assure un écoulement, une chasse permanente des voies biliaires, elle évite la pullulation des germes et la résorption des toxines.

OBSERVATION V

Due à l'obligeance de M. le Professeur Pozzi,

Cholécystostomie en deux temps pour infection biliaire
staphylococcique

Madame M. âgée de 53 ans, marchande entrée le 29 avril 97 à l'hôpital Broca, service de M. le Professeur Pozzi.

Il y a 3 ans la malade a eu la fièvre typhoïde et une première atteinte d'eczéma.

En février dernier la malade ressent une douleur vive dans la région hépatique, crise suivie d'un ictère complet d'une durée de 10 jours environ.

Peu après, nouvelle poussée d'ictère passager et à partir de ce moment la malade accuse une sensation de pesanteur dans la région du foie.

Le 14 mai est prise brusquement d'une vive douleur siégeant dans l'hypochondre droit avec élévation de température 39°8, et le lendemain les urines sont rares, les matières décolorées, argileuses en même temps que survient une teinte subictérique.

A l'examen on trouve un point douloureux au niveau de la vésicule biliaire (point cystique). La palpation révèle une distension légère de la vésicule biliaire et une augmentation de volume du foie.

Au bout de six jours la température tombe, l'ictère disparaît, tout rentre dans l'ordre. Douze jours après (30 mai) violent frisson, hyperthermie (40°2), apparition de vomissements bilieux répétés, d'élancements dans la région hépatique. L'ictère reparaît, les matières se décolorent à nouveau et la température oscille entre 38° et 39°. Le 23 juin nouvelle élévation de la température 39°9, précédée d'un violent frisson, douleur paroxystique à l'hypochondre droit, teinte subictérique, selles colorées, le facies est grippé, l'état général grave.

A l'examen, sous le chloroforme, on trouve une augmentation de volume du foie qui déborde les fausses côtes de deux travers de doigt. Au niveau de la région épigastrique, on déniche une petite tumeur descendant à six centimètres environ de l'appendice zyphoïde. Cette tumeur donne la sensation d'une masse sphérique mate à la percussion.

En arrière et en bas, la palpation de la région thoracique droite dénote une diminution des vibrations ; la percussion, une matité occupant le 1/3 inférieur ; l'auscultation, une diminution du murmure vésiculaire et quelques frottements légers sans égophonie.

Opération. — Le 4 juin.

Incision médiane de quatre centimètres. On tombe sur un foie énorme descendant presque jusqu'à l'ombilic, recouvert en partie par le grand épiploon, qui est retroussé de bas en haut.

On doit sectionner le ligament suspenseur pour découvrir la vésicule biliaire, qui est profondément enfouie et qui forme une poche oblongue nacrée, distendue par un liquide qui paraît transparent.

La palpation faite jusqu'au duodénum ne permet pas de découvrir de calcul. Pas de point fluctuant à la face supérieure du foie. Deux ponctions de cinq centimètres de profondeur sur chacun des lobes du foie (aiguille fine de Dieulafoy) ne permettent de retirer aucun liquide.

On se décide alors à fixer la vésicule à la paroi abdominale pour en faire l'ouverture et le drainage.

Afin d'éviter les tiraillements, on fait une boutonnière par une incision curviligne située à droite de l'incision médiane et éloignée d'elle de deux travers de doigt. Son milieu correspond au fond de la vésicule biliaire.

Fixation de la vésicule par une série de points en couronne.

La vésicule se trouve ainsi exposée sur une surface de deux centimètres au fond d'une plaie profonde.

Son ouverture immédiate présenterait des dangers, et son ouverture ultérieure quelques difficultés.

Pour obtenir celle-ci facilement, on place deux pinces hémostatiques qui fixent la vésicule sur toute son épaisseur. L'incision latérale est rétrécie par deux points de suture ; la médiane est fermée par une suture en masse de la paroi avec des fils d'argent.

Durée : une heure trois quarts.

Suites. — Ablation des pinces 48 heures après. Ecoulement d'un liquide blanchâtre et muqueux ; recueilli cultures de staphylocoque.

Persistance d'une fistule pendant six semaines, puis guérison.

OBSERVATION VI

1º Cholécystostomie pour infection biliaire.

2º Cholécystentérostomie, due à l'obligeance de M. le professeur Pozzi, 1897-1898.

Graff Marie, 41 ans. — 10 juin 1897.

J. Cordier, journalière. — 1ʳᵉ opération, 7 juillet ; 2ᵉ opération, 10 novembre 1897.

Réglée à 11 ans. 15 poussées à terme. 1 fausse couche. Nombreuses crises de colique hépatique, dont le début remonte à un an environ avec poussées d'ictère à 4 ou 5 reprises.

Dernières crises à lacunes. Crises accompagnées de frissons et de fièvre (39° et 40°), février 1897.

Le jour de son entrée la malade est reprise de douleurs hépatiques. Ces crises se reproduisent surtout le soir. Elles occupent l'hypochondre droit, irradiant vers l'épigastre et l'épaule droite.

Ces douleurs s'accompagnent d'ictère, de fièvre (38°5 à 39°5), de ballonnement du ventre, de vomissements.

Etat persistant pendant 14 jours.

Examen.

Foie très volumineux débordant les fausses côtes.

Vésicule biliaire énorme, saillant sous la paroi au moment des crises (au point qu'elle pouvait être prise dans les mains).

Le 6 juillet, fièvre à 40°; grand frisson; état général grave.

On se décide à intervenir.

Examen sous le chloroforme.

Foie pas débordant de deux travers de doigt les fausses côtes. Vésicule biliaire énorme, très douloureux, descendant à 2 ou 3 centim. de l'ombilic.

Opération.

Incision latérale et verticale sur le bord externe du muscle grand droit. On aperçoit le foie qui est énorme. En soulevant le bord inférieur on met à découvert une vésicule biliaire rougeâtre très distendue. La palpation de la poche ne révèle la présence d'aucun calcul. L'exploration du cholédoque (j. au duodenum) et du cystique ne révèle rien, il n'y a pas de calcul.

— 78 —

En présence des accidents présentés on se décide à fixer la vésicule à la paroi pour en faire l'ouverture et le drainage.

Afin d'éviter les tiraillements on fait une boutonnière par une incision transversale située à droite de l'incision latérale. Son milieu correspond au fond de la vésicule biliaire.

On fixe à fond par une série de points à (la soie fine), en forme de couronne.

On marsupialise en un mot, et 24 heures après on incise la vésicule qui donne issue à une assez grande quantité de bile très colorée (pas de calcul).

Liquide recueilli, streptocoques.

Suites opératoires.

Persistance d'une fistule qui donne, chaque fois issue à une grande quantité de bile. A 3 reprises la fistule semble s'oblitérer sur chaque fois cette fermeture s'accompagne d'accidents douloureux et d'une *poussée d'ictère.*

Après dilatation, le cours de la bile se rétablit et tous les phénomènes douloureux disparaissent.

On en conclut à un rétrécissement des voies biliaires au niveau du cholédoque s'opposant au libre cours du liquide que la soupape de sûreté nécessite plus, et on se décide avec une cholécystentérostomie.

2ᵉ opération, 10 novembre 1897.

On fait une incision latérale au niveau de la fistule, incision qui laisse en dehors d'elle le trajet fistuleux qu'on se propose de respecter. On arrive assez difficilement à travers un tissu épais de cicatrice sur la vésicule biliaire. On emploie les voies biliaires et on ne constate pas la présence de calculs au niveau des choléliès. Cette exploration fitue, on va à la recherche d'une anse intestinale qu'on attire au contact de la vésicule. Celle-ci ne pouvant être mobilisée, on établit une suture entre les vésicules biliaires (face postérieure) et une anse intestinale (intestin grêle). Un premier plan de sutures cysto-intestinales établit la liberté nécessaire de la communication entre les vésicules et l'intestin.

On incise ensuite la vésicule d'où s'échappe une grande quantité de bile qui s'écoule au dehors sous l'influence d'un jet d'eau et sans pénétrer à la cavité péritonéale, protégée par des coupures.

On incise ensuite l'intestin et on fait une première suture muco-muqueuse en surjet et une deuxième suture séro-séreuse en surjet. Celle-ci très large, de façon à fermer les deux séreuses. On s'assure que le foie n'a pas été touché, ce qu'aurait pu faire croire une certaine quantité de sang épanché. On place une mèche au niveau de la suture cysto-intestinale et on referme la paroi. Cette opération est rendue difficile par la recherche du péritoine, confondu avec le cisne de cicatrice. On fait un premier plan de suture qui prend le cisne en main au niveau de la fistule. Un deuxième plan de suture en surjet.

A ce moment, on constate un suintement sanguin assez marqué. Par crainte qu'il en vienne au foie, on fait sauter les sutures supérieures et pour se donner du foie on agrandit l'incision par en haut. On emploie le foie sur son bord acéré et au niveau du lys suspendu. Il ne saigne pas et ne paraît pas devoir être touché au thermocautère.

Le sang vient des muscles de la paroi, qu'on panse par une suture en surjet. On place deux fils d'argent profonds.

Durée : deux heures et demie environ.

Suites spéciales. — 10 novembre. — Injection séreuse (un litre de 24 h.). Le premier jour, pouls plein, fréquent. Température, 37°8. Faciès relativement bon, vomissements.

11 novembre. — Température s'élève. P. F. bon.

12 novembre. — Température élevée. Un état général bon. M. Pozzi retire la mèche. Le soir, température basse, 38°. Amélioration persiste.

13 novembre. — Etat général meilleur, malgré persistance d'un léger ictère. On retire un fil profond d'argent aux jours suivants. La bile ne s'écoule plus. Etat général excellent. Selles se colorent.

1er décembre. — Malade considéré comme sauvé. Guérison définitive, 4 semaines.

OBSERVATION VII (1894, Rogers)

Cholécystite avec distension séreuse, pas de calcul. — Cholécystostomie puis cholécystentérostomie. — Guérison. — Mort ultérieure.

Distended gall Bladder cholécystenterostomy With Murph's Button. — *The medical Fortnighty*, Saint-Louis, n° 8, 1 February, 1894, vol., v. p. 69. — Distension de la vésicule biliaire, cholécystentérostomie avec bouton de Murphy.

Homme 55 ans.

Antécédents. — Cet homme souffrait de dyspepsie depuis des années. Douleur à la région pylorique, pas de fièvre. Affection prise par beaucoup de médecins pour un cancer du foie.

— 81 —

Examen à l'entrée. — Augmentation du volume du foie, pouls faible, amaigrissement.

Diagnostic. — L'auteur voulait une opération avant de se prononcer.

Opération. — Laparotomie. L'incision pratiquée permit l'accès de la vésicule biliaire. On évacua 420 grammes de bile. Cathétérisme du canal qui mène au duodénum. Pas de calcul, ni d'excroissance. Suture de la vésicule à la peau dans l'espoir de pouvoir nettoyer complètement le canal à l'aide de lavages à l'eau chaude (voir travail de Baudouin sur injections dans les voies biliaires). Le malade était hors de danger au bout de quelques jours.

Deuxième opération nécessaire, trois semaines après la première. L'absence de bile dans l'intestin avait provoqué du dépérissement. Union de la vésicule à l'intestin ou cholécystentérostomie avec le Murphy.

Suites. — Le malade put retourner chez lui au bout de quatre semaines. Plus tard, il fut pris de dysenterie et mourut.

Réflexions. — Malgré cela, on peut dire que l'opération avait réussi et qu'elle pouvait être considérée comme nécessaire dans ce cas.

OBSERVATION VIII (1892, LAMBOTTE)

Cholécystostomie. — Cholécystentérostomie consécutive pour la cure de la fistule. — Guérison
(*Journal de médecine de Bruxelles*, juillet 1892)

Femme, 25 ans.

Antécédents. — Crises hépatiques. Jamais on n'avait constaté de calcul dans les selles. Ictère.

Examen à l'entrée.—Vésicule non distendue mais ictère intense. L'état général devenant très grave, on intervint.

Diagnostic. — Affection calculeuse biliaire.

Opération 1892. — La vésicule était petite, contenait un liquide clair, filant, sans trace de calcul. On pratiqua une fistule cysto-cutanée ; nulle part on ne constata l'existence de calcul.

Suites immédiates. — Vers le huitième jour, un peu de bile vint souiller le pansement, cet écoulement persista et tous les signes disparurent. La quantité de bile perdue a été évaluée par jour à 350 grammes.

Suites éloignées. — Un an après, malgré la perte par la fistule d'une grande quantité de bile, la santé était excellente et pour guérir cette fistule biliaire, Lambotte créa une fistule intestinale sur le gros intestin, immédiatement à côté de la fistule biliaire. Quelque temps après les deux fistules sont traitées par le procédé de Dupuytren dans l'anus contre nature, une pince de Péan comprime l'éperon qui sépare les deux fistules. Les tentatives faites pour oblitérer la seule fistule persistante furent vaines, la bile s'écoulait toujours au dehors, ce qui fut attribué à la pression intra-intestinale. Alors on imagina d'introduire un drain qui, de la vésicule, pénétrait dans le côlon et sortait par l'anus. Le drain, long de 1 mèt. 8 millimèt. de large, fut fixé dans la vésicule. Par l'effet d'un purgatif, le drain se déroula dans l'intestin et sortit par l'anus. Toute la bile suivit ce trajet, là fistule fut desséchée. Quelque temps après, on enleva la suture qui retenait l'extrémité supérieure du drain et celui-ci fut expulsé par l'anus. La malade est complètement guérie et n'éprouve aucun inconvénient de l'abouchement de la vésicule dans le côlon.

OBSERVATION IX (1895, QUÉNU)

Cholécystite chronique non calculeuse. — Cholécystec-
tomie. — Guérison complète.

A... Alexandrine, 52 ans, blanchisseuse, entre le 9 mai
1895 à l'hôpital Cochin, pavillon Pasteur, service du
D\u1d63 Quénu.

Antécédents. — Cette malade souffre depuis une douzaine
d'années de douleur vague dans l'abdomen, douleur persistante, mais n'affectant jamais le caractère de crise, douleur diffuse, mais avec prédominance, du côté droit. Ce
qui domina surtout, ce fut la fréquence des vomissements
alimentaires, abondants, et survenant indifféremment
pendant ou dans l'intervalle des digestions ; avec cela, état
nauséeux perpétuel. Il n'y eut jamais d'ictère, ni de décoloration des matières, jamais, d'hématémèse ni de méloena.
Elle ne remarqua jamais l'existence de calcul dans les
selles.

Un mois avant son entrée, les douleurs prirent tout à
coup une vive intensité, s'accompagnant de frissons et de
fièvre avec irradiation dans le dos et dans tout le flanc
droit. Les vomissements atteignirent alors une fréquence
de vingt par jour, puis la malade reconnut elle-même l'existence d'une petite tumeur bien nette sous les fausses côtes
droites. Cette tumeur l'engagea à entrer à l'hôpital.

Examen à l'entrée — Femme petite, fortement amaigrie,
du poids de 40 kilogr., pâle mais non ictérique. Pas d'ictère
ni sur la peau ni sur les muqueuses. Vers la partie moyenne
du rebord costal droit, on découvre en effet, à la palpation
une petite tumeur du volume d'un œuf environ, assez

régulièrement arrondie et lisse sur sa surface. Cette tumeur profonde est absolument indépendante [des téguments de la paroi sous laquelle on la mobilise aisément, il est difficile de préciser ses connexions profondes. On peut remarquer qu'elle ne suit pas les mouvements de la respiration.

Par son extrémité la plus large, elle répond au bord droit du muscle droit, son grand axe paraît vertical. A la pression elle est le siège d'une certaine sensibilité. Actuellement peu ou pas de douleurs spontanées, c'est plutôt une simple gêne, mais les vomissements sont fréquents, au nombre de 15 au moins par vingt-quatre heures, très abondants et purement alimentaires. L'estomac est largement dilaté, clapote à la succussion. L'appétit néanmoins est resté suffisant, les selles régulières, malgré quelques alternatives de constipation et de diarrhée. Déplacement du rein du côté droit, mis en évidence par le ballottement (on reconnut à l'opération qu'il s'agissait du lobe droit du foie). La malade est maintenue pendant quelques jours, en observation, et l'on put constater que la tumeur n'était appréciable qu'à certains moments, ce qui s'explique par l'état de vacuité ou de plénitude du côlon qui la recouvrait.

Diagnostic. — On pensa quelques jours à un néoplasme du pylore, ce que semblaient motiver la dilatation stomacale, l'âge, l'état cachectique de la malade, le siège de la tumeur. Puis la régularité de la tumeur, sa rénitence font incliner vers l'hypothèse d'une affection de la vésicule biliaire, malgré l'absence des coliques hépatiques, d'ictère et de calcul dans les selles. Enfin M. Quénu porte le diagnostic de cholécystite chronique.

Opération le 30 mai 1895. — Laparotomie latérale droite au niveau du bord droit du muscle droit. L'incision mesure 15 centimètres environ. Le ventre ouvert, on cons-

tate que quelques adhérences recouvrent la vésicule
billaire, adhérence du bord droit de l'épiploon au foie,
adhérences du colon et de la première partie du duodénum
à la face inférieure de la vésicule. On dissèque quelques-
unes de ces adhérences et on découvre la vésicule qui est
explorée, ainsi que le canal cystique et le cholédoque.
Nulle part, on ne perçoit la *moindre trace de calcul*.
Aucune induration n'est appréciable du côté de la tête du
pancréas. Le foie est de couleur et de dimensions normales. Seule la vésicule paraît manifestement altérée ; elle est
le siège d'une double induration en plaque, située l'une sur
la face droite, l'autre sur la face gauche dont les limites
sont absolument diffuses ; les parois sont également épaissies dans le reste de leur étendue. Dans la pensée qu'il
s'agissait soit d'un néoplasme de la vésicule, soit d'une
cholécystite chronique, on décide de faire la cholécystectomie.

La dissection des adhérences est continuée ; quelques-
unes donnent un écoulement sanguin assez important qui
nécessite une hémostase soigneuse. Après dissection de tout
un magma épiploïque, le duodénum, le coude du côlon et
la vésicule billaire se trouvent réciproquement libérés. Puis
la vésicule est séparée de sa loge cystique, ce qui donne
lieu à une très légère hémorrhagie en nappe. Ce décollement est poursuivi jusqu'au canal cystique qui sert de
pédicule et sur lequel on applique deux pinces à mésen-
tères entre lesquelles section est faite. Ainsi la vésicule fut
enlevée, en un seul fragment et sans avoir été ouverte, ni
ponctionnée, toute pleine de son contenu. Ligature du
pédicule cystique à la soie. Cautérisation de ce pédicule
au thermocautère. La surface du décollement hépatique,
loge cystique cruentée, est fermée par huit points de sutures

séro-séreuses à la soie fine (sutures de Lembert), sutures qui réunissent les lèvres péritonéales éloignées de cette surface cruentée. Enfin on procède à l'établissement d'une loge formée par la suture du bord droit de l'épiploon et des débris celluleux voisins, péritoine pariétal, loge qui ferme complètement la grande cavité péritonéale. Le pédicule cystique est fixé contre le péritoine pariétal (cysticopexie) par deux points de suture. Au centre de la loge de la nouvelle formation est placé un drain volumineux entouré d'une lame de gaze iodoformée et le reste de l'incision abdominale est suturé sur trois plans.

Suites immédiates. — Elles sont marquées par une ascension thermique le lendemain (39°3), mais la température descend rapidement à la normale en quelques heures. Dans le pansement qui est fait 24 heures après l'opération, on trouve un peu de sérosité claire non bilieuse. L'état général s'améliore dès le surlendemain par suite de la cessation des vomissements. Ceux-ci disparurent bientôt complètement. Lorsqu'on enleva les fils le 10 juin, la plaie était complètement refermée et il n'y avait pas trace de fistule.

Suites éloignées. — La malade, revue le 16 décembre 1895, six mois après l'opération, se trouve parfaitement bien portante, elle ne ressent plus aucune douleur, enfin les vomissements dont elle souffrait depuis dix ans n'ont pas reparu une seule fois, depuis que la vésicule biliaire est enlevée. La cicatrice est parfaitement solide et complètement indolente.

Examen bactériologique. — Le contenu de la vésicule, recueilli en pipette stérile après cautérisation de la surface au thermocautère, est ensemencé sur deux tubes de gélose et deux tubes de bouillon. Tous ces milieux restent absolument stériles.

Examen microscopique. — La vésicule biliaire, de dimensions normales, offre des parois extrêmement épaissies, sauf au niveau du fond qui seul a conservé une certaine souplesse. Il existe notamment deux indurations au niveau de chaque face latérale complètement rigides et se continuant avec les régions environnantes sans limite précise. A ce niveau l'épaisseur de la paroi est de un centimètre. La surface interne est partout d'apparence normale sauf au niveau des plaques latérales où la couleur plus foncée semble indiquer une desquamation épithéliale. L'apparence est celle d'une ulcération tapissée par une couche noirâtre de caillot sanguin, assez fortement adhérente.

Le canal cystique est perméable, mais on y trouve une sorte de fausse membrane jaunâtre, véritable moule cystique de consistance molle et visqueuse. Le contenu est hématique et ne ressemble nullement à la bile.

OBSERVATION X (1894, Lévine)

Cholécystite cholérique perforante. — Laparatomie. — Affections biliaires dans le choléra. — Congrès des médecins russes. — Wratch, Saint-Pétersbourg, n° 3, 1895 (1).

H., au sixième jour du choléra, après une attaque de choléra très intense, les symptômes disparurent, puis on constata une brusque élévation de la température avec douleur du côté droit. Le lendemain, s'est montré l'ictère.

La douleur était bien limitée à la région cystique. Bientôt, apparurent des symptômes francs de péritonite.

Opération, 1894.

____

(1) Observation résumée dans la *Gazette des Hôpitaux*, 1894.

Laparatomie qui a montré un commencement de péritonite périhépatique et une perforation de vésicule biliaire. Mort.

Autopsie. — On trouva un catarrhe très prononcé de gros troncs biliaires et de la vésicule qui présentait plusieurs ulcérations, dont une a abouti à la perforation.

Réflexions. — L'auteur a observé un cas analogue, pendant l'épidémie, mais sans péritonite. Enfin, à l'autopsie de deux autres cholériques, il a trouvé un catarrhe muco-purulent des voies biliaires, qui ne s'était manifesté par aucun symptôme net pendant la vie.

L'examen microscopique et bactériologique de l'exsudat muco-purulent et des parois de la vésicule biliaire a montré la présence de colibacille, sans le bacille du choléra.

OBSERVATION XI (1888, TERRILLON)

Cholécystite séreux. — Cholécystostomie de Sims. — Guérison spontanée de la fistule en six mois (Bulletin de la Société de Chirurgie, séance du 20 mars 1889, page 228).

Femme, 29 ans.

Antécédents. — Cette malade éprouva en 1886, des douleurs violentes dans le creux de l'estomac, vomissements, fièvre, léger ballonnement. On crut à une péritonite localisée, de cause inconnue, la poussée dura trois semaines, laissant ensuite une sensation de tiraillements et de douleur insupportable. Un an après, cette femme s'aperçut que la région épigastrique devenait très volumineuse et bientôt on put voir, une bosselure arrondie, de la grosseur du poing, faisant légèrement saillie.

Un jour, la tumeur disparut subitement, sans douleur, à la suite de douches. Moins de un mois après, la tumeur reparut, en formant une saillie très nette, à la vue et au palper. Douleurs, tiraillements, amaigrissement.

Examen à l'entrée. — Bosselure, du volume du poingt, au creux épigastrique se portant surtout à gauche et dépassant à peine la ligne médiane à droite, se déplaçant, en même temps que le foie, par les mouvements respiratoires. Rénitente plutôt que fluctuante et se continuant avec le foie, peu augmenté de volume. Comme elle plongeait profondément, elle communiquait les battements de l'aorte.

Diagnostic. — *Tumeur au niveau du creux épigastrique. On pouvait hésiter entre un kyste hydatique de la face inférieure du foie ou une dilatation de la vésicule biliaire.* Sa position, à gauche, faisait plutôt penser à une dilatation de la vésicule. Une ponction exploratrice, leva les doutes. Le 31 juillet, on ôta 580 grammes de liquide, légèrement coloré en brun. M. Yvon y trouva les éléments de la bile avec mucus et fibrine, hématies. A la fin de la fonction, l'aiguille donna un frottement contre une surface rugueuse, qu'on prit pour un calcul. Donc, diagnostic : hydropisie de la vésicule avec oblitération à peu près complète du cystique, perméabilité du cholédoque.

Vingt jours après, la poche était reformée.

Opération le 20 août 1888 avec le concours de MM. Quénu et Jalaguier. Cholécystostomie de Sims. Incision de 10 centimètres sur la ligne médiane correspondant à la tumeur. Péritoine non adhérent avec la tumeur. On voit une poche à parois blanchâtres, lisse, fluctuante. Ponction, on retire 700 gr. de liquide légèrement louche. En explorant la surface de la poche, on remarque qu'elle avait contracté des adhérences intimes avec l'intestin, l'épiploon et toutes les partles voisines. Impossible de songer à détacher ces adhérences trop épaisses et étendues.

Incision de la vésicule, l'épaisseur de la paroi est de près d'un centimètre. Par l'ouverture, le doigt introduit constate avec grande surprise l'absence de tout calcul. Toute la surface, principalement au voisinage du col, était incrustée de sels calcaires, incrustations, situées à la surface de la muqueuse peu résistante, se détachant sous le doigt. Impossible de trouver l'origine du cystique qui parut complétement oblitéré. On détache ces incrustations avec une éponge rude et la curette; on termine par fixation de l'ouverture vésiculaire à la paroi avec 12 crins de Florence. Deux drains dans la poche et l'orifice est rempli avec des bandelettes de gaze iodoformée.

Signes immédiats. — Parfaites, ne dépassant pas comme température 38°. Lavages quotidiens à grande eau et sublimé, faible de la poche. Jamais de bile, mais toujours un liquide séreux semblant secrété par la surface de la poche et diminuant progressivement.

Signes éloignés — Erythème autour de la plaie. Deux mois après, malgré sa fistule, la malade avait regagné 12 livres.

Cinq mois après l'opération, la fistule était complétement fermée. La malade a pris un embonpoint notable.

Réflexions. — *Ici, il ne pouvait être question d'enlever la vésicule, ni même d'en réséquer une partie plus ou moins étendue, puisque sa surface adhérait aux organes voisins.*

OBSERVATION XII (1887, THIRIAR)

Vésicule douloureuse. — Cholécystectomie. — Guérison
(Congrès français de chirurgie, séance du 13 mars 1888).
F..., 30 ans.

Antécédents. — Fièvre typhoïde; souffre depuis six ans de violentes douleurs dans l'hypochondre droit, douleurs suivies de vomissements bilieux et de diarrhée abondante. La première prise remonte au 10 janvier 1881. Les narcotiques eurent raison en quelques heures de cette première crise. Le lendemain, ictère prononcé qui disparut au bout de quelques jours. A partir de cette époque, les douleurs revinrent tous les quinze jours environ, durant deux ou trois jours, et suivies d'ictère durant quatre à cinq jours. Tous les médecins diagnostiquèrent colique hépatique. Toutes les médications furent vaines. Jamais de calcul dans les selles ; cet examen fut fait après les crises, mais il n'eut aucun résultat. Dans la nuit du 24 au 25 janvier dernier, crise épouvantable, ictère consécutif plus intense. Nouvelle crise aussi violente vers le milieu de juillet. Examen à l'entrée. Foie douloureux, dépassant la ligne médiane de dix centimètres. La région de la vésicule est très douloureuse à la pression ; elle est le siège de douleurs sourdes qui empêchent la malade de dormir. Selles régulières, urines jaune-brunâtre.

Opération 13 juillet 1887. — Incision d'environ dix à douze centimètres le long du bord externe du muscle droit pour produire le relâchement de ces muscles. La cavité abdominale ouverte, le côlon, qui se présentait à l'ouverture, fut refoulé en bas. J'aperçus le fond de la vésicule. Celle-ci était englobée et maintenue dans une espèce de manchon formé par le foie et le duodénum, auxquels elle adhérait intimement. Prudemment, je commençai la dissection au moyen de ciseaux courbes. Les adhérences étaient fibreuses, résistantes, criaient sous l'instrument. Après avoir détaché la vésicule du foie dans la moitié à peu près de ses attaches, je fixai une pince sur la vésicule, afin de pouvoir manier l'organe le plus aisément possible, et je m'occupai de la dissection du duodénum. Ce fut là la partie ardue, difficile de l'opération. Les adhérences étaient intimes, le duodénum fut dénudé et privé de sa séreuse dans une étendue relativement grande. La vésicule fut séparée complètement du foie, une artériole qui donnait fut pincée et liée et une pince courbe vint bientôt enserrer le col de la vésicule. Le canal cystique fut alors lié au moyen d'un solide fil de soie tressée; une petite éponge fut placée afin de recueillir la moindre gouttelette de bile et la vésicule fut enlevée d'un coup de ciseaux. Une grosse éponge, trempée dans une solution de sublimé au millième et montée sur une longue pince, fut alors laissée à demeure pendant quelques minutes sur le champ opératoire. Je procédai à une toilette sommaire des anses intestinales. L'éponge enlevée, la plaie abdominale fut réunie, le péritoine d'abord, les autres plans ensuite. Pansement au sublimé. Durée: 1 h. 20. La vésicule enlevée était très petite, renfermait peu de bile. Pas de calcul. Les parois étaient légèrement épaissies.

Suites immédiates. — Anodines. Quelques vomissements d'abord, 38°4. La malade se lève le 3 août et commence à marcher. Depuis, aucune douleur.

Suites éloignées. — Guérison parfaite. En janvier, elle a augmenté de 10 kilogr.

Réflexions. — *Je me suis demandé s'il n'existait pas de vésicules véritables au même titre qu'il existe des vessies douloureuses et irritables. Dans ce cas, un petit calcul, un peu de mucus peut déterminer des coliques hépatiques très fortes et on ne retrouve aucune pierre dans les selles.* Pour la cystite douloureuse, on fait aujourd'hui couramment la cystostomie suspubienne ou périnéale, et il est possible que si on pouvait enlever la vessie sans inconvénient, on aurait eu recours à ces ablations pour remédier à ces douleurs si intenses. *Le cholécyste ne sert à rien dans l'économie, on peut l'enlever sans inconvénient*, et si l'on parvenait à démontrer l'existence de ces cholécystites douloureuses, de vésicules irritables, les indications de la cholécystectomie s'étendraient singulièrement. Il faudrait, en raison de son inocuité, y avoir recours pour remédier aux crises douloureuses dont le point de départ serait l'irritabilité de la vésicule.

OBSERVATION XIII (1889, Heussner)

Cholécystite. — *Adhérences de la vésicule.* — *Cholécystostomie idéale de Bernays ou à sutures perdues.* — *Cholécystendyse (Courvoisier).* — *Guérison.*

Voigt. *Deustch. med. Wochensch.*, 1890, n° 34 (2).

F..., 21 ans.

Antécédents. — Souffre depuis neuf mois de douleurs violentes dans la région du foie, revenant par accès et s'accompagnant d'un ictère léger.

Diagnostic. — Affection biliaire.

Opération. — On libère la vésicule de ses adhérences, on n'y trouve pas de calculs. Suture de la vésicule et abandon.

Suites immédiates. — Guérison.

OBSERVATION XIV

Conclusion de l'observation consignée dans la thèse de M. DUPRÉ (IXe) ayant trait à une infection typhique pure opérée par *cholécystentérostomie*.

Il résulte de ces examens, des cultures et des inoculations de cette bile que cette tumeur (liquide vésiculaire) était septique et qu'elle ne devait son infection qu'à une seule espèce de microbe. Il s'agit donc d'une infection biliaire monomicrobienne. Ce microbe est un bacille qui semblait, dans les premières phases de nos recherches, devoir revêtir les caractères généraux du bactérium coli commune d'Escherich. Mais dans la suite de notre examen, nous lui avons reconnu tous les caractères (forme extrême mobilité ; décoloration par la solution iodo-iodurée de Gram, aspect spécial des cultures surtout des cultures sur pomme de terre, action pathogène sur la source blanche qui spécifient le bacille typhique d'Eberth Gaffky.

Il s'agit donc ici d'une *infection biliaire typhique pure*.

OBSERVATION XVII

Expérimentation. — Infection staphylococcique pure des voies biliaires libres. — Ictère infectieux passager, fébrile, polycholique, avec diarrhée. — Guérison

Chienne. — Laparotomie, le 16 juin, après anesthésie chloroformique. Injection de I. C. C. de culture pure, fraîche, de staphylcoccus pyogènes aureus, en bouillon, dans la vésicule biliaire, par piqûre du fond du réservoir.

On referme le ventre.

Suites de l'opération, simples.

Le lendemain, fièvre légère, tristesse, abattement, diarrhée abondante; matières liquides, brunâtres, fétides ; urines rares, foncées (sans pigment biliaire appréciable).

La plaie se cicatrise vite et bien.

Le 25, l'ictère a disparu. La diarrhée a cessé.

L'animal est guéri.

OBSERVATION XVIII

Infection biliaire mixte, d'origine intestinale. — Injection du contenu intestinal normal dans les voies biliaires. — Ictère polycholique léger. — Fièvre. — Diarrhée.

Une chienne. — Anesthésie, laparotomie. Injection dans dans la vésicule de quelques gouttes d'une dilution, dans trois centim. cubes d'eau stérilisée, du produit du raclage du duodénum d'un autre chien. Je referme le ventre.

L'animal supporte bien l'opération et ses suites. Seulement, au cours de la cicatrisation, suffusion ictérique des muqueuses, diarrhée bilieuse, fétide. Même syndrome que le chien à infection staphylococcique. Même guérison.

CONCLUSIONS

I. — Les angiocholites comprennent des groupes
multiples différenciés par leurs causes :

Un *premier groupe* est formé des angiocholites
secondaires à des obstacles mécaniques : le type le
plus parfait de ce groupe succède à la lithiase biliaire.

Un *second* comprend les déterminations biliaires
des maladies générales.

Un *troisième* enfin, et c'est celui qui fait l'objet de ce
travail, se compose des maladies proprement dites des
voies biliaires : les angiocholites *primitives* (coli-bacil-
lose, streptococcies biliaires).

II. — Ces angiocholites primitives ont des facteurs
étiologiques multiples qui peuvent se résumer en une
modification du terrain et l'arrivée dans le foie d'un
agent pathogène variable.

III. — Les angiocholites primitives sont séreuses,
pyogènes, ou gangréneuses. Nous n'étudierons que les
premières.

V. — Les lésions qu'elles provoquent se résument
en une inflammation catarrhale dont la séquelle peut

être le rétrécissement cicatriciel la lithiase secondaire et la sclérose.

VI. — Cliniquement ces angiocholites se traduisent par un ensemble de phénomènes assez caractéristiques, mais qui dépendent tous d'un drainage insuffisant de la bile infectée.

VII. — L'inefficacité du traitement médical indique l'intervention chirurgicale, intervention qui trouve sa raison dans la nécessité absolue de faire un large drainage artificiel, méat biliaire assurant avec l'écoulement de la bile la disparition des phénomènes infectieux.

VIII. — L'intervention chirurgicale comprend des actes opératoires variables avec l'état septique (drainage) et l'état aseptique (cholécystentérostomie) du milieu biliaire.

BIBLIOGRAPHIE

CHAUFFARD. *Traité de médecine* Bouchard-Brissaud. *Article cholé-cystite.*

GILBERT et FOURNIER. *Traité de médecine* Brouardel et Gilbert. *Art. Angiocholécystites infectieuses*, p. 115-137.

GILBERT et DOMINICI. *Recherches sur les microbes du tube digestif*, Soc. Biol., 10 fév. 1894.

J. L. FAURE. *Art. Cholécystites infectieuses du traité de chirurgie*, Le-dentu-Delbet, 1899.

SCHWARTZ. *Chirurgie du Foie*, 1901.

D' MICHIET. *De la cholécystectomie dans la lithiase biliaire*, 1902.

DUPRÉ. Thèse de Paris, 1891, *sur les Infections biliaires.*

LONGUET. *Traité chirurgical de l'angiocholécystite non calculeuse*, Paris 1896.

DOMINICI. *Angiocholites et cholécystites*. Th. de Paris, 1894.

PISENTI. *Veber die Verænderungen der Gallenabsonderung wæhrend des Fiebers*. Arch. für experim. Path. und Pharm., Bd XXI, 24 juin 1896, p. 219.

DAUBIAC. — *Infections biliaires dans la fièvre typhoïde*, Thèse de Paris, 1896.

HAGENMULLER. *De la cholécystite dans la fièvre typhoïde*, Thèse de Paris, 1896.

GILBERT et GIRODE. *Contribution à l'étude bactériologique des voies biliaires*, Soc. biol., 27 déc. 1890.

LONGUET. *Angiocholécystite à bacille typhique dans la fièvre typhoïde*, Gaz. hebdom., 6 décembre 1894, p. 1325.

GIRODE. *Action du bacille virgule sur le foie et le pancréas.*

GILBERT et DOMINICI. *Angiocholite et cholécystite colibacillaire expérim.* Soc. biol., 20 janvier, 1894.

    Sur l'infection expérimentale des voies biliaires par le streptocoque, le staphylocoque doré, le pneumocoque. Soc. biol., 24 février 1894.

TERRIER. *Traitement chirurgical des angiocholites et cholécystites infectieux,* Congrès de Chirurgie, 1895. et Revue de Chirurgie, décemb. 1895.

TERRIER. *Cathétérisme des voies biliaires.* Rev. de Chirurgie, 1891, p. 668.

CALOT. *De la cholécystectomie,* Thèse de Paris, 1896.

D' JACOMET. *Cholécystotomie idéale,* Thèse de Paris, 1901.

DELAGÉNIÈRE. *De la cholécystenterostomie,* Thèse de Paris, 1890.

PATURET. *De la cholécystenterostomie,* Thèse de Paris, 1893.

GILBERT et LEREBOULLET. *Des angiocholites anictériques,* Soc. médic. des hôpitaux, 27 avril 1900.

D' LEREBOULLET. *Les cirrhoses biliaires,* Thèse de Paris, 1902.